westermann

Bettina Greb-Kohlstedt, Marion van der Pütten, Sylke Werner, Bettina Wichers

Arbeitsheft Alltagsbegleitung

(inklusive Lösungen)

2. Auflage

Bestellnummer 222732

Die in diesem Produkt gemachten Angaben zu Unternehmen (Namen, Internet- und E-Mail-Adressen, Handelsregistereintragungen, Bankverbindungen, Steuer-, Telefon- und Faxnummern und alle weiteren Angaben) sind i. d. R. fiktiv, d. h., sie stehen in keinem Zusammenhang mit einem real existierenden Unternehmen in der dargestellten oder einer ähnlichen Form. Dies gilt auch für alle Kunden, Lieferanten und sonstigen Geschäftspartner der Unternehmen wie z. B. Kreditinstitute, Versicherungsunternehmen und andere Dienstleistungsunternehmen. Ausschließlich zum Zwecke der Authentizität werden die Namen real existierender Unternehmen und z. B. im Fall von Kreditinstituten auch deren IBANs und BICs verwendet.

www.westermann.de

Druck und Bindung: Westermann Druck GmbH, Georg-Westermann-Allee 66, 38104 Braunschweig

ISBN 978-3-14-**222732**-0

Inhaltsverzeichnis

1. Besuchen Sie die Website des Bundesgesundheitsministerium und recherchieren zu der Beschreibung „zusätzlicher Betreuungskräfte nach § 43b Elftes Buch Sozialgesetzbuch". Fassen Sie die wesentlichen Inhalte knapp zusammen.

2. Recherchieren Sie zu der Betreuungskräfterichtlinie nach § 53c SGB XI, zuletzt geändert durch Beschluss vom 21. Oktober 2022.
Diskutieren Sie mit anderen Auszubildenden folgende Fragen:

a) War die Betreuungsarbeit in ihrem Orientierungspraktikum so gestaltet, dass sie die psychosoziale Situation, nach der Beschreibung in Paragrafen 2 Punkt 2–3, aller Bewohner verbessert hat?

b) Welche Erfahrungen haben vermutlich zu den Formulierungen in Paragrafen 2 Punkt 4 geführt?

c) In Paragraf 3 wird die „Persönliche Eignung" definiert. Welche Qualitäten halten Sie für besonders wichtig in der Arbeit als Betreuungskraft?

d) Fühlen Sie sich durch die, in Paragraf 5 vorgeschriebenen Ausbildungsinhalte gut auf den Beruf vorbereitet?

3. Welches sind die Ziele der zusätzlichen Betreuungsarbeit? Ergänzen Sie den Text.

Ziel der sogenannten „43 b"-Kräfte ist es, eine Betreuungsarbeit zu leisten, die die ______ qualität der betroffenen Heimbewohner verbessert, den Bewohnern mehr Zuw ______, Be ________ und Ak ____________ sowie We ______________ entgegen bringt und ihnen mehr Te ________ am Leben und Au _________ mit anderen Menschen ermöglicht.

4. Finden Sie im folgenden Buchstabensalat die Worte, die den Arbeitsauftrag der Betreuungskräfte widerspiegeln!

Oniergofdlvjwohlbefindenaenvopsychepositivbeeinflussendnvonwerndffnmotivierenljdsljsadlfjfbetreueno-weifbegleitenlxvlnldjjfgesprächeführenfskjdflnskdlsorgenundalltagteilenvdnfsicherheitgebenjfowinnsdld-jorientierenöasdjfängstemindernöalskdfjsozialervereinsamungentgegenwirkenasldkfjjfjsödjffähigkeitenu-ndwünschekennenundberücksichtigenasölkjgeschlechtundreligionrespektierenaölsdjfherkunftundlebens-wegrespektierenvjjlsddvlnlasmmfdfördernundfordernaljsdflasndvmaoiwrihjh.

5. Ergänzen Sie den folgenden Text:

Betreuungsangebote sollen sich grundsätzlich an den Wü _ _ _ _ _ _ _ _, Be _ _ _ _ _ _ _ _ _ _ _ _ _

und Mö _ _ _ _ _ _ _ _ _ _ _ _ _ _ der Bewohner orientieren.

Überlegen Sie sich, welche Bedeutung diese Worte für Ihre Angebotsgestaltung haben sollten.

6. Bilden Sie sich eine eigene Meinung zu den hier aufgeführten Sozialkompetenzen – was ist jeweils gemeint?

Wer mit betreuungsbedürftigen Menschen arbeiten möchte, sollte:

- eine positive Haltung gegenüber kranken, behinderten und alten Menschen besitzen,

- soziale Kompetenz und kommunikative Fähigkeiten mitbringen,

- über eine gute Beobachtungsgabe und Wahrnehmungsfähigkeit verfügen,

- empathisch (mitfühlend) und beziehungsfähig sein,
- die Bereitschaft und Fähigkeit zur nonverbalen Kommunikation aufweisen,
- Fantasie, Kreativität und Flexibilität besitzen,
- Gelassenheit im Umgang mit krankheitsbedingtem ungewöhnlichem Verhalten aufbringen können,
- psychische Stabilität und die Fähigkeit mitbringen, sich selbst zu reflektieren und abzugrenzen,
- die Befähigung besitzen, Menschen würdevoll zu begleiten und anzuleiten,
- teamfähig und zuverlässig sein.

7. Der Begriff der Teamfähigkeit wird heute in jeder Stellenanzeige verwendet, darum ist es wichtig zu wissen, was damit gemeint ist. Tipp: Nehmen Sie das Buch zur Hand. Beschreiben Sie mit eigenen Worten, was mit den Fachbegriffen gemeint ist.

Um erfolgreich in einem Team zu arbeiten, sollten die einzelnen Mitglieder dementsprechend sein:

kommunikativ, ______

kooperativ, ______

kritikfähig, ______

empathisch, ______

tolerant, ______

engagiert, ______

kompromissbereit, ______

anpassungsfähig, ______

rücksichtsvoll, ______

diszipliniert, ______

8. Selten sind Menschen in allen Bereichen mit sich zufrieden. Wie sehen Ihre Stärken und Schwächen aus?

Eigenschaft	Eigene Stärke, weil ...	Eigene Schwäche, weil ...
kommunikativ		
kooperativ		
kritikfähig		
empathisch		
tolerant		
engagiert		
kompromissbereit		
anpassungsfähig		
rücksichtvoll		
diszipliniert		

Bedenken Sie bei der Auswertung Ihres Profils, dass alle Menschen unterschiedliche Stärken und Schwächen haben!

9. Die kommunikativen Fähigkeiten der Betreuungskräfte müssen über das normale Maß hinaus ausgeprägt sein. Sie treffen auf ungewöhnliche Kommunikationsstile bei den hilfebedürftigen Menschen. In welchen kommunikativen Fähigkeiten müssen Sie besonders gut trainiert sein?

10. Auf welche besonderen Probleme treffen Sie womöglich im Umgang mit den hilfebedürftigen Menschen? Überlegen Sie sich auch, welche Ihrer Fähigkeiten hier besonders gefragt sind.

Problemsituation	Kommunikative Fähigkeit	Eigene Ideen dazu
Beispiel: Bewohner redet „wirr“, benutzt die falschen Worte für Gegenstände und Abstraktes. Die Worte und Sätze ergeben keinen Sinn mehr.	Genau zuhören können, hinter dem Gesagten einen Sinn finden. Den Bewohner sehr gut kennen, um zu verstehen was gemeint sein könnte. Fragen können. Die Stimmung wahrnehmen, mit der etwas gesagt wird.	Ich beurteile nicht, ob jemand „richtig“ spricht, sondern ich versuche herauszubekommen, was mir derjenige zu sagen versucht, und unterstütze ihn oder sie beim Erzählen.
Der Bewohner beschimpft die ihn umgebenden Menschen. Er greift jeden an, der sich in seiner Nähe aufhält, macht abfällige Bemerkungen und benutzt Kraftausdrücke, manchmal droht er auch.		
Die Bewohnerin gibt nur noch Laute und ein stereotypes Wort von sich, sie wiederholt dies den ganzen Tag.		
Der Bewohner kann nach einem Schlaganfall nur noch mit Gesten und Augenbewegungen mitteilen, was er möchte und was nicht. Manchmal kommen „abgehackte“ Worte aus ihm wie herausgeschossen, dann erschrecken sich alle anderen.		

Problemsituation	Kommunikative Fähigkeit	Eigene Ideen dazu
Die Bewohnerin weint und klagt bei jeder Gelegenheit, manchmal mehr als zwei Stunden ohne Pause. Bei jeder Ansprache beginnt sie sofort mit diesem Verhalten.		

11. Unterscheiden Sie die Begriffe „Ethik“ und „Moral“.

Ethik ist:

Moral ist:

12. Überlegen Sie sich Ihre Werte. Was ist Ihnen wichtig? Welche Haltungen sind Ihnen wichtig und welche Haltungen verurteilen Sie bei anderen Menschen? Machen Sie sich bewusst, welche Grundsätze Sie haben, welche Sie ablehnen und welche Sie gerne hätten, es aber schwierig finden, sie immer einzuhalten. Tipp: Denken Sie an die Zehn Gebote.

Eigene Werte und Grundsätze, innere Haltungen, die ich für gut und richtig halte:

Verhaltensweisen und Werte, die ich bei anderen Menschen ablehne:

Moralische Vorstellungen, die ich nicht immer einhalte, weil es mir schwerfällt:

13. Wodurch unterscheidet sich die Kritik an einem Gegenstand von der Kritik an einer Handlung?

14. Was bedeutet es, jemanden so sachlich wie möglich zu kritisieren?

Sie arbeiten mit drei Kolleginnen im Haus zusammen in der Betreuungsarbeit. Da es neben der Einzelbetreuung und der Aktivierung von Menschen in Kleingruppen und auf den Wohnbereichen auch Gemeinschaftsangebote für das ganze Haus gibt, müssen Sie sich wöchentlich absprechen, wer diese Angebote veranstaltet. Jede ist mal dran, um die Bingo- oder die Kegelrunde zu veranstalten oder den Samstagsbrunch, der einmal im Monat stattfindet. Eine Ihre Kolleginnen verändert aber immer wieder die abgesprochenen Aktivierungsangebote oder lässt sie sogar ausfallen. Wenn Sie sie darauf ansprechen, erklärt sie, dass die Bewohner und Bewohnerinnen keine Lust hatten oder etwas anderes viel lieber machen wollten. Sie sind sehr ärgerlich, weil Sie den Verdacht haben, dass sich diese Kollegin nur vor den anstrengenden Großgruppen drücken will. Wenn ihr jedoch eine Aktivität gefällt, dann führt sie sie durch. Sie finden, dass sich die Kollegin vor allem, was ihr nicht gefällt drückt. Zusätzlich sind Sie in letzter Zeit mehrmals von Angehörigen und Bewohnern danach gefragt worden, warum immer wieder Aktivitäten ausfallen. Sie fühlen sich in Ihrer Berufsehre gekränkt. Warum sollen Sie jetzt auch noch erklären, dass Ihre Kollegin daran schuld ist und nicht Sie? Die Situation macht Sie wütend und hilflos.

15. Was können Sie in dieser Situation unternehmen? Diskutieren Sie auch in der Gruppe.

16. Sie suchen zur Situation im Fallbeispiel das Gespräch mit unterschiedlichen Personen. Welche Vorteile und welche Nachteile hat die jeweilige Wahl des Gesprächspartners? Welche Gespräche führen zu welchem Ergebnis?

Gesprächspartner	Kompetenz	Inhalt des Gesprächs	Mögliches Ergebnis
Partner oder Freundin	Kann zuhören und kennt Sie gut.	Sie beklagen Ihre Lage, Sie können sich ausheulen, Sie können erklären, was mit Ihnen in der Situation passiert. Der Zuhörer kann Fragen stellen.	Kurzfristige Erleichterung, gut zum Druck ablassen, Vorbereitung auf ein Gespräch.
Direkte Vorgesetzte			
PDL oder Heimleitung			
Kollegenteam			
Andere Kollegen oder Kolleginnen			
Konfliktpartner, die betroffene Kollegin			

17. Die wichtigsten Methodenkompetenzen in der Betreuungsarbeit sind:

Wahrnehmen und Beobachten. Das bedeutet, dass Sie

Aktivieren und Begleiten. Das bedeutet, dass Sie

Planen und Dokumentieren. Das bedeutet, dass Sie

Frau Meinhard *ist 90 Jahre alt und lebt in einer Seniorenpflegeeinrichtung, weil sie aufgrund einer Sehbehinderung nicht mehr in der Lage ist, ihren Haushalt zu führen. Alle anderen Dinge ihres Lebens organisiert sie selbstständig. Im Gegensatz zu den meisten ihrer Mitbewohnerinnen und Mitbewohner geht sie jeden Tag mit auf einen mindestens einstündigen Spaziergang, den eine Mitarbeiterin der Pflegeeinrichtung bei Wind und Wetter anbietet. Frau Meinhard nimmt sich selbst als ganz fit und aktiv wahr und fühlt sich überhaupt nicht alt.*
Frau Obermann *ist ebenfalls 90 Jahre alt und lebt mit einer diagnostizierten Demenz im Wohnbereich für Menschen mit demenziellen Veränderungen. Sie ist auch aufgrund ihrer Einschränkungen durch Bluthochdruck und Diabetes kaum noch in der Lage, allein in die Wohnküche zu gehen. Sie wirkt auf Außenstehende sehr alt, auch wegen ihrer gebückten Körperhaltung und sehr vieler Falten im Gesicht.*
Die 90-jährige ***Frau Simmer*** *lebt im betreuten Wohnen und steht noch mitten im Leben. Sie ist Sprecherin des Heimbeirats und außerdem Mitglied im Beratergremium der Stadtverwaltung für die Belange alter Menschen. Viele Menschen sind überrascht, dass sie trotz ihres hohen Alters noch so aktiv und engagiert ist.*

1. Liest man die drei kurzen Beschreibungen, könnte man feststellen: „Die drei Frauen sind gleich alt."

- Auf welchen Altersbegriff bezieht sich diese Aussage? ____________________

- Welcher weitere Altersbegriff wird in Frau Meinhards Selbstwahrnehmung deutlich?

____

- Welche Altersbegriffe sind in der Situation von Frau Obermann beschrieben?

____

- Welchen Altersbegriff kann man in der Beschreibung von Frau Simmer erkennen?

____

2. Ab welchem Zeitpunkt beginnt beim Menschen die biologische Alterung?

____

3. Wovon hängt das biologische Alter (und damit z. B. Faltenbildung) ab? Nennen Sie mindestens zwei Faktoren.

____

4. Was erklären Alterstheorien?

____

____

5. Vervollständigen Sie die Aussage „Altern kann gut gelingen, wenn ...“ für die jeweilige Alterstheorie.

- Disengagement-Theorie: „Altern kann gut gelingen, wenn
- Aktivitätstheorie: „Altern kann gut gelingen, wenn
- Kontinuitätstheorie: „Altern kann gut gelingen, wenn
- Selektive Optimierung mit Kompensation: „Altern kann gut gelingen, wenn
- Sozioemotionale Selektivitätstheorie: „Altern kann gut gelingen, wenn

6. Gesundheit ist ein weit gefasster Begriff. Markieren Sie bitte bei den folgenden Satzpaaren jeweils den Teil farbig, der für „Gesundheit“ bzw. „gesund“ als charakteristisch angesehen wird.

Gesundheit ...	
ist dauerhaft	muss nicht dauerhaft sein
hat psychische Anteile	bezieht sich nur auf körperliche Aspekte
bedeutet körperliche Fitness	bedeutet möglichst hohes Wohlbefinden
Gesund ...	
können Menschen mit Behinderungen nicht sein	können sowohl Menschen mit als auch ohne Behinderungen sein
ist man nur bei der vollständigen Abwesenheit von Krankheit	kann man auch sein, wenn man einen Schnupfen oder eine andere leicht empfundene gesundheitliche Einschränkung hat

7. Wofür steht die Abkürzung WHO?

Kapitel 2: Mit wem habe ich es zu tun? Wessen Alltag begleite ich?

8. Krankheit wird als Abweichung eines Organismus von einer bestimmten Norm bezeichnet. Krankheit gibt es aber nicht nur im Bereich des Organismus, also im körperlichen Bereich, sondern auch in welchen zwei weiteren Bereichen? Nennen Sie diese!

9. Nennen Sie die vier häufigsten Demenzformen:

10. Nennen Sie drei Merkmale, die für alle Demenzformen typisch sind.

1.

2.

3.

11. Was bedeutet „neurodegenerativ“?

12. Nennen Sie fünf typische Symptome der Lewy-Body-Demenz.

13. Nennen Sie die vier größten Risikofaktoren für eine vaskuläre Demenz.

14. Warum ist die Pflege von Menschen mit einer frontotemporalen Demenz insbesondere für Angehörige oftmals sehr herausfordernd?

15. Wie ist der typische Verlauf der demenziellen Veränderungen bei Alzheimer-Demenz und bei der vaskulären Demenz? Kreuzen Sie an!

typischer Verlauf der Veränderungen	Alzheimer-Demenz	Vaskuläre Demenz
langsam, gleichmäßig		
stufenförmig, plötzlich		

16. Nennen Sie die Demenzstadien des „Clinical Dementia Rating" (CDR).

1. ___
2. ___
3. ___
4. ___

17. Kreuzen Sie an, welche Formen der Unterstützung Menschen in welchen Demenzstadien typischerweise benötigen (manche Unterstützungsformen werden von Menschen in mehreren Stadien benötigt).

Unterstützungsbedarf	Frühdemenz	Leichte Demenz	Mittelschwere Demenz	Schwere Demenz
Unterstützung bei der Haushaltsführung				
Hilfe bei der Körperpflege				
Versorgung der Ausscheidung				
Hilfe beim Essen und Trinken				

18. Nennen Sie die vier Bereiche, die nach der Definition der WHO (2005) bei Behinderungen beeinträchtigt sind. Sammeln Sie zu den vier Bereichen jeweils konkrete Beispiele.

1. ___
2. ___
3. ___
4. ___

19. Nennen Sie bitte vier verschiedene Formen von Behinderungen mit jeweils einem Beispiel.

1. ___
2. ___
3. ___
4. ___

20. Vervollständigen Sie den nachstehenden Text.

Das Einbeziehen von Menschen mit Behinderungen in ein bestehendes System nennt man

________________ . Demgegenüber steht die ________________ , die Anpassung des Systems an das Individuum.

21. Ein Bewohner, von dem Sie wissen, dass er Diabetes mellitus hat, wird unruhig, müde, hat Schweißausbrüche und wirkt verwirrt. Was tun Sie?

____

____

22. In nachstehendem Buchstabensalat sind die folgenden Begriffe versteckt. Finden Sie die Begrifflichkeiten und markieren Sie sie farbig.
Ausscheidung – Sensibilität – Bewusstsein – Hautfarbe – Infektionen – Anstrengung – Psyche – Angstgefühl – Wunden – Kleidung – Traubenzucker – Müdigkeit – Schweiss – Hunger – Durst – Geruch – Übelkeit

W	E	T	Ü	L	A	U	S	S	C	H	E	I	D	U	N	G	Z	T	H
K	K	L	B	E	O	I	M	Z	L	S	T	V	B	X	W	Ö	Q	R	U
L	A	B	E	E	M	L	Ö	Ä	X	H	V	B	N	U	I	C	H	T	N
E	K	S	L	M	N	O	P	B	A	R	Ü	T	Z	O	P	H	C	A	G
I	B	E	K	L	M	Y	A	R	E	T	Z	F	L	I	G	E	U	M	E
D	A	N	E	B	N	E	D	N	U	W	C	D	E	G	K	L	R	Ü	R
U	B	S	I	K	M	Ä	U	W	E	I	U	Z	T	G	T	A	E	D	S
N	S	I	T	A	A	V	R	B	C	Ä	O	S	L	I	T	A	G	I	E
G	K	B	L	M	M	A	S	E	S	Ä	P	O	S	Ö	L	S	R	W	I
Ä	E	I	R	T	E	N	T	M	N	J	K	O	L	T	K	P	G	P	Ö
M	K	L	A	E	I	T	Z	R	E	K	M	N	Z	A	S	B	V	N	A
W	Q	I	N	F	E	K	T	I	O	N	E	N	A	Y	Ü	E	B	N	A
B	N	T	M	K	L	I	O	P	T	Z	U	H	C	B	M	N	I	Ö	P
M	N	Ä	V	X	W	Q	A	L	K	M	I	H	Ö	L	E	I	D	N	P
V	A	T	S	D	I	K	J	L	Ü	P	E	M	L	Ö	T	Z	A	R	T
S	C	W	E	I	S	S	K	L	A	D	T	I	E	K	G	I	D	Ü	M
L	Ö	B	H	A	U	T	F	A	R	B	E	V	B	A	I	U	D	O	K
T	R	A	U	B	E	N	Z	U	C	K	E	R	L	Ä	A	R	D	E	K
Q	W	E	I	O	Ü	M	N	G	N	U	G	N	E	R	T	S	N	A	T
B	N	E	R	T	Z	U	N	G	V	F	D	E	L	Ö	B	A	E	R	S

23. Bitte nennen Sie zu den vorgegebenen Punkten je eine chronische Erkrankung.

Nervensystem ______________________________

Skelettsystem ______________________________

Herz-Kreislauf ______________________________

24. Sie betreuen eine Person im Wohnheim mit einer chronischen Erkrankung. Was ist grundsätzlich Ihre Aufgabe, um ihn sicher begleiten zu können?

____

____

____

____

____

____

25. Nennen Sie mindestens drei Situationen, in denen Sie den Notruf (112) absetzen müssen.

1. ______________________________
____

2. ______________________________
____

3. ______________________________
____

Die neue Praktikantin Helena Leitner ist noch sehr unsicher im Umgang mit den Bewohnerinnen auf dem Wohnbereich für Menschen mit Demenz. Wenn sie keine Aufgabe zugeteilt bekommt, steht sie meist in der Wohnküche und schweigt. Einige der Bewohnerinnen regt das sehr auf und sie schimpfen über die Praktikantin: Sie sei faul, weil sie immer nur rumstehen würde, und überheblich, weil sie nie mit jemandem reden würde. Sie glaube wohl, sie sei etwas Besseres?

1. Interpretieren Sie die Situation vor dem Hintergrund der Aussage von Paul Watzlawick: „Man kann nicht nicht kommunizieren. " Warum glauben die Bewohnerinnen, die Praktikantin sei überheblich? Was kann die Praktikantin tun, um diese Situation zu vermeiden?

Eine derartige Situation beschreibt eine häufige (Fehl-)Interpretation: Begleitete Menschen oder auch ihre Angehörigen sehen nicht die Unsicherheit neuer Mitarbeiterinnen oder Mitarbeiter, sondern nehmen nur das Schweigen (das „Nicht-Kommunizieren") wahr. Dieses interpretieren sie als Ablehnung oder Überheblichkeit. Über dieses Missverständnis kann man Menschen mit Demenz aber meist nicht mehr aufklären – die Situation muss von den Begleiterinnen und Begleitern verständnisvoll und vorwurfsfrei geklärt werden.

2. Nennen Sie die fünf Elemente der nonverbalen Kommunikation.

1.
2.
3.
4.
5.

Herr Linse lebt in einer Wohneinrichtung für Menschen mit Demenz. Er ist 87 Jahre alt, hat die Diagnose Alzheimer-Demenz und leidet an starker Arthrose in den Händen. Herr Linse kann noch sicher stehen und ist stets selbstständig mobil. Die Alltagsbegleiterin Frau Mindelhoff begleitet Herrn Linse zur Arbeit an den Hochbeeten im Garten. Herr Linse mag die Gartenarbeit sehr und hat viele schöne Erinnerungen an das Arbeiten im Garten aus seiner Lebensgeschichte. Während des Arbeitens mit der Gartenschere verzieht er jedoch aufgrund seiner Arthrose immer mal wieder das Gesicht vor Schmerzen, will aber die Gartenarbeit fortsetzen. Dies sagt er auch mehrfach.

Frau Mindelhoff ist jedoch besorgt und greift immerzu um Herrn Linses Rücken und Oberarme, um ihn zu stützen und ihm die Arbeit zu erleichtern. Sie ignoriert die mehrfachen abwehrenden Handbewegungen von Herrn Linse. Völlig entnervt entfährt es Herrn Linse plötzlich: „Ich will nicht die ganze Zeit angefasst werden, lassen Sie mich endlich in Ruhe. “

3. a) Welche zwei Elemente der Körpersprache sind bei Herrn Linse in dieser Situation deutlich zu erkennen?

b) Beschreiben Sie zusätzlich, ob die Alltagsbegleiterin diese körpersprachlichen Signale richtig oder falsch versteht. Interpretieren Sie das Verhalten der Alltagsbegleiterin mit eigenen Worten. Betrachten Sie dabei insbesondere, inwiefern die Alltagsbegleiterin die für diese Situation angemessene soziale Distanz richtig erkennt und wahrt.

4. Welche vier verschiedenen Informationen/Botschaften werden nach dem Modell des Kommunikationsquadrats von Schulz von Thun in einer Kommunikation gleichzeitig vermittelt?

1. __________

2. __________

3. __________

4. __________

Milena Silhovic ist Alltagsbegleiterin in einem Wohnbereich für Menschen mit Demenz. Sie führt jeden Morgen eine Morgenrunde für die Bewohnerinnen und Bewohner des Wohnbereiches durch. Oft nehmen zehn oder mehr Menschen mit Demenz teil. Frau Silhovic liest aus der Zeitung vor, hat aber auch einige Bildbände für die Bewohner parat, die dem Zeitunglesen nicht folgen und unruhig werden. Außerdem nutzt sie später je nach Situation Angebote aus den Aktivierungskisten der 10-Minuten-Aktivierung.

Am Ende der Runde steigt manchmal die Unruhe bei einigen Bewohnerinnen, sodass Frau Silhovic mit validierenden Gesprächen auf sie einwirken oder sie in ihr Zimmer begleiten muss, während der Rest der Runde für kurze Zeit allein bleibt. Direkt nach der Morgenrunde ist es dann ihre Aufgabe, die Bewohnerinnen ins Wohnzimmer zu begleiten oder dafür zu sorgen, dass diejenigen, die von einer ehrenamtlichen Begleiterin zum Spaziergang abgeholt werden, rechtzeitig ihren Mantel anziehen.

So ist zum Ende der Runde oft keine Zeit, die verwendeten Gegenstände gleich wieder wegzuräumen und Ordnung zu schaffen. Einige Kolleginnen aus der Pflege fassen schnell mit an, andere Kolleginnen sind der Meinung, dass Alltagsbegleitung und Pflege ihre eigenen Verantwortungsbereiche haben und es nicht ihre Aufgabe sei, hinter der Alltagsbegleiterin herzuräumen.

In dieser Situation kommt die examinierte Pflegekraft Regina Simmer kurz nach Ende der Morgenrunde in die Wohnküche und findet den Tisch voller Gegenstände aus der Aktivierung vor. Als Frau Silhovic wieder vorbeikommt, spricht Frau Simmer mit genervtem Unterton in die Runde, ohne Frau Silhovic direkt anzuschauen: „Kein Mensch räumt hier auf, alles liegt rum – immer nach der Morgenrunde der Alltagsbegleitung sieht es hier total unordentlich aus!“

5. Schreiben Sie in das untenstehende Bild zuerst die in Aufgabe **4.** gefragten vier Informationen/ Botschaften des Kommunikationsquadrats auf die oberen Linien. Finden Sie dann für jeden Aspekt eine mögliche Formulierung dessen, was die Senderin Frau Simmer gemeint haben könnte, und schreiben Sie diese auf die unteren Linien.

„Kein Mensch räumt hier auf, alles liegt rum – immer nach der Morgenrunde der Alltagsbegleitung sieht es hier total unordentlich aus!"

Bedenken Sie als Beteiligte genauso wie als Beobachterin einer Kommunikationssituation: Beim Senden und Empfangen von Kommunikation hängt es immer sowohl von der inneren Verfassung der Senderin und der Empfängerin als auch von den äußeren Rahmenbedingungen ab, was genau gesagt, gemeint und verstanden wird. Als Beteiligte kann man nur eine Aussage darüber treffen, was man selbst gemeint, was man gesagt und was man gehört habe. Ebenso kann eine Beobachterin zwar wiedergeben, was sie beobachtet und gehört hat, sie kann aber nur vermuten, was gemeint und was gehört wurde.

6. Wie heißen die Grundhaltungen hilfreicher Kommunikation nach Rogers? Nennen Sie jeweils zwei Stichpunkte, wie Sie diese in der Alltagsbegleitung anwenden bzw. umsetzen können.

Grundhaltung 1 =

Grundhaltung 2 = ____________________

Grundhaltung 3 = ____________________

7. Was bedeutet „angemessene Echtheit" im Umgang mit Menschen mit Demenz? Nennen Sie mindestens zwei Aspekte!

8. Wie funktioniert das aktive Zuhören?

1.

2.

3.

4.

9. Was ist in der Kommunikation mit allen alten Menschen grundsätzlich zu beachten? Nennen Sie mindestens drei Verhaltensweisen.

10. Was ist bei der Kommunikation mit Menschen mit Demenz grundsätzlich zu beachten? Nennen Sie drei Verhaltensweisen.

11. Ist Wahn eine Denkstörung oder eine Wahrnehmungsstörung?

12. Welches sind die häufigsten Wahnvorstellungen?

13. Kann man einen Menschen mit einer Wahnvorstellung von dieser abbringen, ihn belehren? Was soll man als Begleiterin sonst noch oder stattdessen tun, wenn man einen Menschen mit Wahnvorstellungen begleitet?

14. Was ist anders in der Kommunikation mit Menschen mit einer geistigen Behinderung als mit Menschen, die einer demenziellen Veränderung unterliegen? Nennen Sie drei Aspekte.

15. Formulieren Sie die folgenden Sätze in Leichte/Einfache Sprache um.

Beispielsatz	Leichte/Einfache Sprache
Draußen sieht es nach Regen aus, wir sollten wohl besser einen Regenschirm mitnehmen.	
Vielleicht mögen Sie sich schon hinsetzen, das Essen wird gleich fertig sein.	
Ich helfe Ihnen jetzt beim Anziehen, denn Sie bekommen gleich Besuch von Ihrem Bruder, der mit Ihnen spazieren gehen will.	

16. Nennen Sie Kommunikationsformen, durch die eine gute Informationsweitergabe und Zusammenarbeit im Team gewährleistet werden kann.

17. Als Alltagsbegleiterin arbeitet man oft mit Ehrenamtlichen zusammen und ist für eine gute Kommunikation mit ihnen zuständig. Ehrenamtliche Mitarbeiterinnen arbeiten freiwillig und (meist) unbezahlt und haben häufig bestimmte Erwartungen, die man als Alltagsbegleiterin kennen sollte. Nennen Sie drei mögliche Gründe für ehrenamtliches Engagement in der Begleitung von Menschen mit Betreuungsbedarf.

18. Nennen Sie mindestens drei Themenbereiche oder Probleme, bei denen Angehörige von Menschen mit Demenz Unterstützung und Hilfe brauchen.

19. Was sollte eine Alltagsbegleiterin tun, wenn Konflikte mit Angehörigen eskalieren?

20. Ordnen Sie die Merkmale dem Ausmaß einer Schwerhörigkeit zu. Zeichnen Sie Pfeile ein.

Merkmale	Ausmaß
Laute Musik u. Geräusche auf belebter Straße werden nicht mehr gehört.	gering
Grundgeräusche (fließender Verkehr durch geschlossenes Fenster) werden nicht mehr gehört.	mittelgradig
Zustand völliger Gehörlosigkeit	hochgradig
Ticken der Armbanduhr wird nicht mehr gehört.	an Taubheit grenzend
Normale Unterhaltung kann trotz Blickkontakt nicht mehr gehört werden.	Taubheit

21. Was sollte im Umgang mit Hörgeräten beachtet werden? Nennen Sie fünf Beispiele.

1.

2.

3.

4.

5.

22. In der Kommunikation mit hörgeschädigten Menschen ist ein sensibler Umgang erforderlich. Nennen Sie fünf Beispiele.

1.

2.

3.

4.

5.

23. Wortsalat: Finden Sie zehn Hilfsmittel, die Menschen mit einer Sehbehinderung den Alltag erleichtern können. Es sind auch Wortgruppen möglich.

MARKIERUNGENMKNBHLPOIZNUNGKONTRASTETZBNMKOHLOUNGÜÖJUNGEBRILLENKMUNGTIERBLINDEN-
STOCKRGTZUNBGFDLESELUPEVHUNBGTRESDMLKNMKJUHGZTRVVBHNTELEFONMITGROSSENTASTENNOKJ-
NUNGFRETASCHENFERNROHRBJNINGREISSBREFLEXSTREIFENMKNHBGFTBLINDENSCHRIFTNKMJNBHGVGFVO-
KLMNBHGTFRDDESGERÄTEMITSPRACHAUSGABENMKINVGMNKNHUBGFRDBVCMNKUNBGFDTFVBHGBM

24. Wie können Sie Menschen mit einer Sehbehinderung im Alltag unterstützen?

____

____

____

____

____

____

____

____

____

____

25. Ergänzen Sie den Lückentext. Tragen Sie dazu die folgenden Wörter in die richtige Lücke ein: Schlaganfall; Sprechstörung; Verlust; Aphasien; Störung; Verstehens; Sprechstörung; Kommunikationsmittel; Gehirns; Beeinträchtigung; Sprachvermögen; Sprachproduktion; Redefluss

Spracheinschränkungen

Das Sprachvermögen ist das wichtigste ______________, das Menschen zum Informationsaustausch zur Verfügung steht. Störungen in diesem Bereich werden auch als ______________ bezeichnet und können bis zum ______________ der erworbenen Sprache führen. Als Sprachstörung bezeichnet man eine ______________ des kommunikativen Gebrauchs der Sprache. Eine Sprachstörung ist eine ______________ der gedanklichen Erzeugung von Sprache. Sprachaufbau und ______________ sind beeinträchtigt. Im Gegensatz dazu ist bei der ______________ die motorische Erzeugung von Lauten betroffen. Sprach- und ______________ können auch gemeinsam auftreten. Es kann der Prozess des ______________ ebenso wie der Prozess der ______________, sprich der Artikulation, betroffen sein. Sprachstörungen werden durch Erkrankungen des ______________, z. B. durch einen ______________, Blutungen oder Tumore hervorgerufen. Sprachstörungen können folgende Ebenen betreffen: Artikulation, ______________, Stimme, Atmung und Sprechplanung.

26. Nennen Sie fünf typische Symptome bei Menschen mit einer Aphasie.

27. Menschen mit Sprachstörungen sind auf Unterstützung angewiesen. Was sollten Sie während eines Gespräches mit Menschen mit Sprachstörungen beachten?

28. Über die basale Stimulation werden Erinnerungen angeregt und Gefühle geweckt. Dadurch kann es einen nichtsprachlichen Austausch geben, der sehr intensiv sein kann. Ergänzen Sie die Tabelle um die fehlenden Erläuterungen und/oder Begrifflichkeiten.

Sinn	Stimulation
	Modulation und Lautstärke der Stimme ruft Gefühle hervor; Musik kann Stimmungen beeinflussen ebenso wie Wellenrauschen oder Blätterrascheln.
Sehen	
	Der Geschmackssinn ist mit dem Geruchssinn eng verbunden, Geschmack kann Emotionen, Erinnerungen und Wohlbefinden auslösen.
Fühlen	
Gleichgewicht	
	Düfte haben Auswirkungen auf die Stimmung und Körperfunktionen (Aromatherapie). Ebenso stimulierend kann Kaffeeduft sein oder der Duft frischer Brötchen.

29. Hilfsmittel können Menschen mit Sprachstörungen bei der Kommunikation im Alltag unterstützen. Ergänzen Sie die fehlenden Buchstaben.

1. TT__
2. S__RECHHILFEN
3. GE__ÄTE
4. SYMBOLT__FELN
5. SPRA__HAUSGABE
6. BUC__STABEN
7. SPRACHAUSGAB__

Lösungswort: ____________________

Hinweise

1. Abk. von Text-to-Speech-System
2. dienen Menschen mit Stimm- und Sprachstörungen zum Ausgleich der fehlenden oder beeinträchtigten Funktionen
3. elektronische ..., die eine selbstständige, direkte Kommunikation ermöglichen
4. ermöglichen Kommunikation anhand von Symbolen, Buchstabensätzen und Zeichensätzen
5. erzeugen eine synthetische menschliche Sprechstimme
6. können auf Tafeln geschrieben werden
7. akustische ...

1. Welche positiven Effekte kann ausreichende Bewegung auf die Situation von Menschen mit Demenz haben?

Geistige Leistungsfähigkeit	Körperliche Leistungsfähigkeit

2. Die Wii, eine Computerkonsole, wird zunehmend in Pflegeheimen zur körperlichen Aktivierung eingesetzt. Kegeln mit der Wii wird von vielen alten Menschen oft begeistert angenommen. Beurteilen Sie diese Aktivitäten vor dem Hintergrund des Wissens über die verschiedenen Bedürfnisse von Menschen mit Demenz. Welchen grundlegenden Bedürfnissen von alten Menschen entspricht das Kegeln mit der Wii?

Informationen zum Einsatz der Wii in der Begleitung von Menschen mit Demenz findet man u. a. im Internet unter dem Suchbegriff BeWiTa (Bewegungstraining, Wii-Sportspiele, Tanzen).

3. Welchen biografischen Bezug hat das Kegeln für viele alte Menschen? Welche positiven Wirkungen kann das Kegeln, ob mit oder ohne Wii, auf Menschen mit Demenz haben?

4. Das sogenannte „Sundowning" ist ein häufig beobachtetes Phänomen in der Begleitung von Menschen mit Demenz. Beantworten Sie die folgenden Fragen.

1. Welcher Rhythmus ist beim Sundowning-Phänomen gestört? ____________________

____

2. Zu welcher Tageszeit tritt es auf? ____________________

____

3. Woran mangelt es den betroffenen Menschen? ____________________

____

4. Welches auffällige Verhalten zeigen sie in dieser Zeit? ____________________

____

5. Was ist hilfreich, um dem Sundowning vorzubeugen? ____________________

____

5. Menschen mit Demenz können sich im Verlauf der Demenz immer weniger orientieren. Dies bezieht sich auf vier zentrale Orientierungsbereiche. Nennen Sie diese.

____

6. Was ist nach Carl Rogers, dem Begründer des personenzentrierten Ansatzes, das grundlegende Bedürfnis eines jeden Menschen?

____

7. Nennen Sie die beiden bekanntesten Ansätze der Validation sowie den Namen ihrer jeweiligen Begründerin und formulieren Sie kurz die wichtigste Annahme bzw. das wichtigste Prinzip des jeweiligen Ansatzes.

Bezeichnung des Ansatzes	Name der Begründerin	Annahme/grundlegendes Prinzip

Bezeichnung des Ansatzes	Name der Begründerin	Annahme/grundlegendes Prinzip

Frau Müller hat Tränen in den Augen, wenn sie sich an ihre Kindheit erinnert, als sie sich als Flüchtlingskind am neuen Wohnort ausgeschlossen und ausgelacht fühlte. Um Menschen mit Demenz zu validieren, also zu zeigen, dass ihre Gefühle und Antriebe erkannt werden, wird die Technik des Spiegelns verwendet.

Das wahrgenommene Gefühl bei Frau Müller ist Traurigkeit. Möglicher Satz, um Frau Müllers Gefühl der Traurigkeit zu spiegeln: „Es macht Sie traurig, wenn Sie daran denken, wie Sie damals ausgeschlossen wurden. “

8. Benennen Sie das oder die wahrgenommenen Gefühle und finden Sie Sätze für die folgenden Situationen, mit denen Sie die Gefühle wertschätzend spiegeln können.

1. Herr Klinge will immer wieder aus seinem Rollstuhl aufstehen, hat dafür aber nicht mehr die Kraft. Er regt sich immer mehr auf und schlägt schließlich mehrfach laut auf die Tischplatte.

Wahrgenommenes Gefühl: ______________________

Möglicher Satz: ______________________

____

- Frau Rinke kommt aus ihrem Zimmer und regt sich über eine andere Bewohnerin, die ihr auf dem Flur entgegenkommt, auf. Sie ist der Meinung, die andere Frau verhalte sich nicht richtig, und urteilt lautstark über sie.

Wahrgenommenes Gefühl: ______________________

Möglicher Satz: ______________________

____

Wichtig ist bei den Formulierungen, dass der begleitete Mensch spürt, dass seine Gefühle angenommen und nicht verdrängt werden. Die Begleiterin bestätigt ihm, dass seine Gefühle für ihn richtig sind. Das bedeutet aber nicht, dass sie selbst der gleichen Meinung ist bzw. das Verhalten als allgemeingültig richtig anerkennt.

9. Um Menschen mit Demenz biografisch angemessen begleiten zu können, brauchen Alltagsbegleiterinnen ein fundiertes Allgemeinwissen zu Geschichte und Zeitgeschehen aus Kindheit, Jugend und Erwachsenenalter der heute alten Menschen. Hier haben Sie nun die Möglichkeit, Ihr Wissen zur Zeitgeschichte zu überprüfen. (Die Antworten finden Sie nicht im Buch, sondern Sie sollten andere Informationsquellen zu Rate ziehen, wenn Ihnen die Antworten nicht bekannt sind. Alle Fragen beziehen sich auf relevantes Wissen für Ihre Tätigkeit als Alltagsbegleiterin.)

1. Wann und womit begann der 2. Weltkrieg? ______

2. Wann wurde die D-Mark eingeführt? ______

3. Welche Ereignisse zählt man zum „Deutschen Herbst" und wann war dieser?

______

______

4. Wann begann der Mauerbau in Berlin? ______

5. Welche Bedeutung hatte das „Frische Haff" in den letzten Monaten des 2. Weltkriegs?

______

______

______

6. Wer sagte den berühmten Satz „Ich bin ein Berliner!", und wann war das?

______

7. Wann war die Mondlandung und wer war der erste „Mann auf dem Mond"?

______

8. Wer spielte in dem Film „Vater sein dagegen sehr" die männliche Hauptrolle?

______

10. Die Informationssammlung in der Biografiearbeit sollte langsam und behutsam geschehen und nicht einfach „abgearbeitet" werden. Welche Themenbereiche sind für erste Gespräche, um den Bewohner besser kennenzulernen, gut geeignet? Nennen Sie mindestens drei Bereiche.

______

______

11. Was wird unter kultursensibler Pflege verstanden?

12. Für einen Garten für Menschen mit Demenz sollten bekannte Pflanzen ausgewählt werden, die jedoch vollständig ungiftig sein müssen. Dies gilt sowohl für Zier- wie auch Nutzpflanzen (Obstgehölze, Gemüsepflanzen), bei denen auch nur Teile der Pflanze (Blätter, Wurzeln) giftig sein können.

Finden Sie heraus, wie die folgenden Pflanzen heißen und ob sie grundsätzlich geeignet (ungiftig) oder ungeeignet (giftig) sind für einen Garten für Menschen mit Demenz. Kreuzen Sie an.

Pflanze	ungiftig	giftig
1 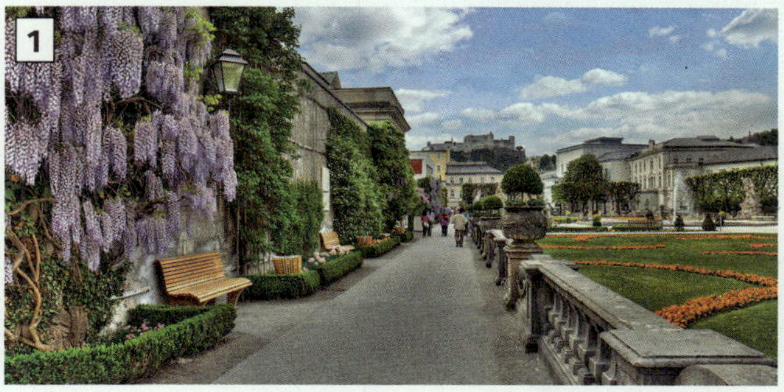		
2 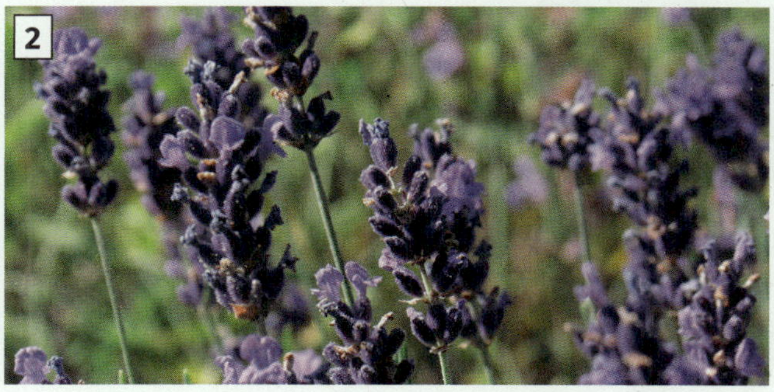		
3 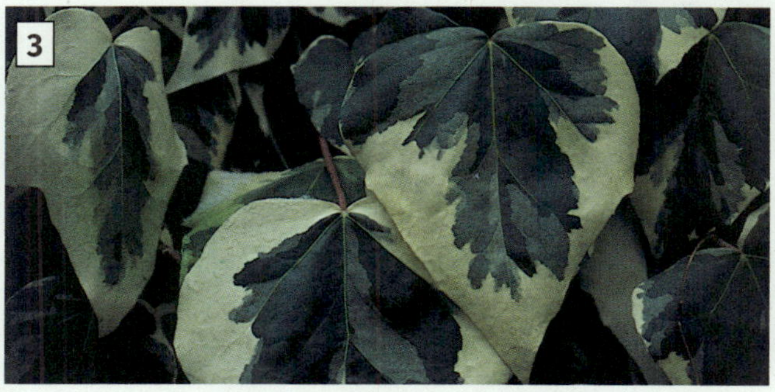		

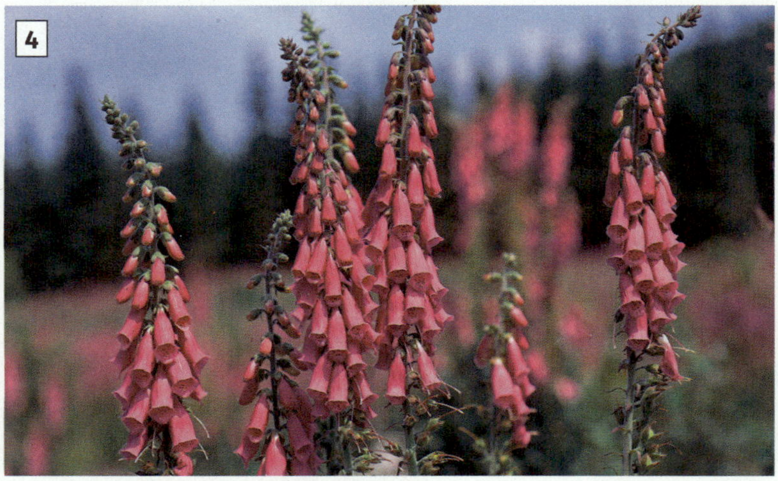 4		
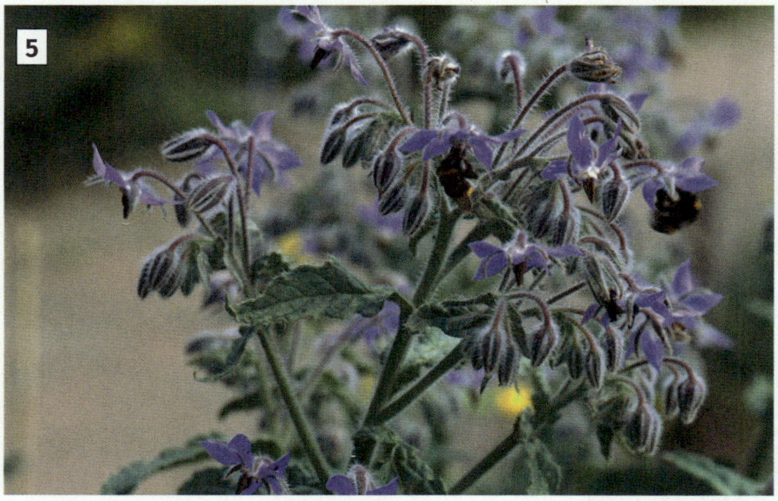 5		
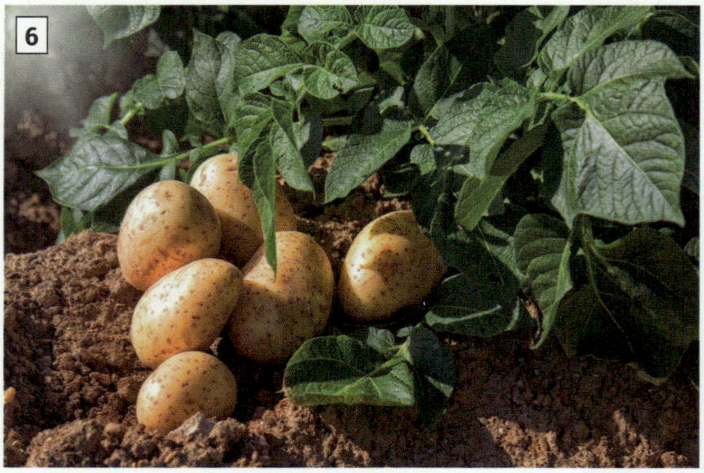 6		

7 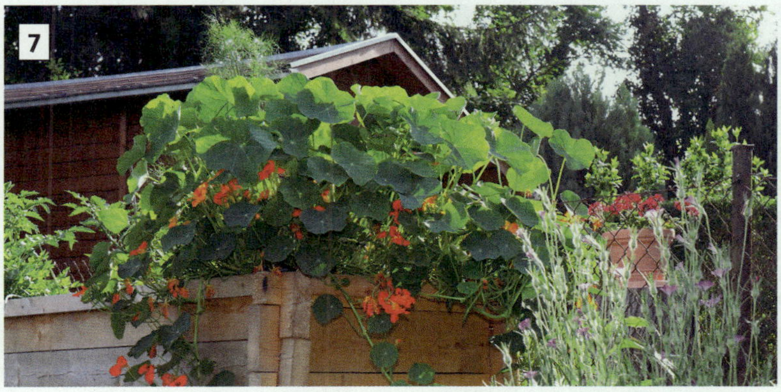		
8 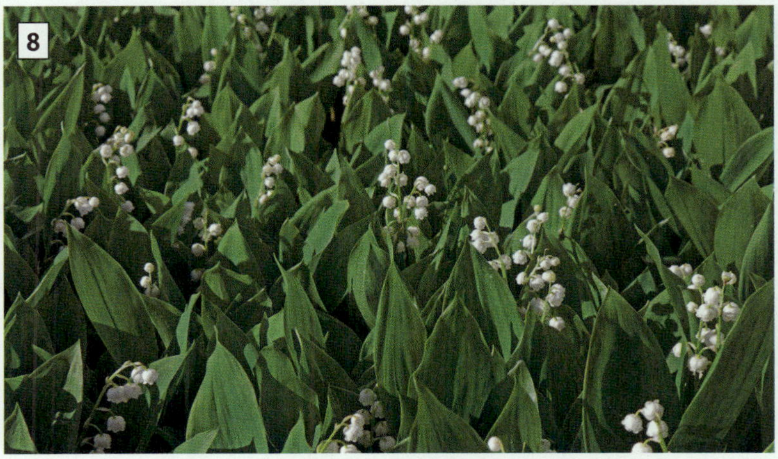		
9 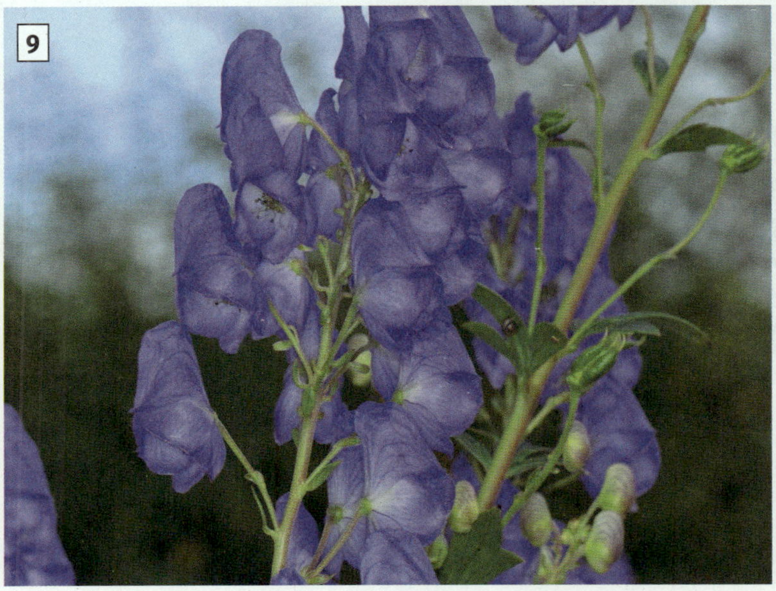		

Kapitel 4: Alltag begleiten

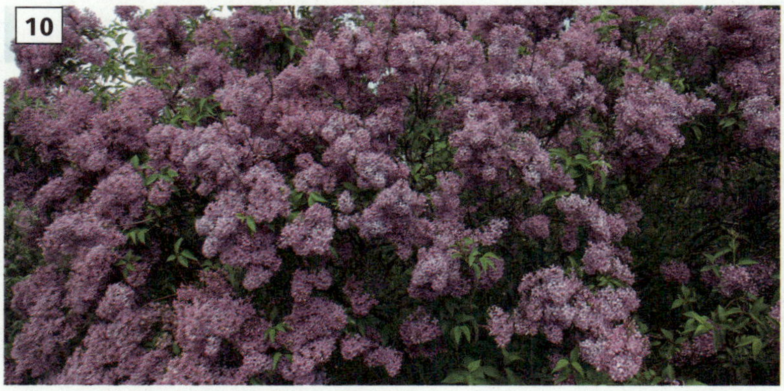		
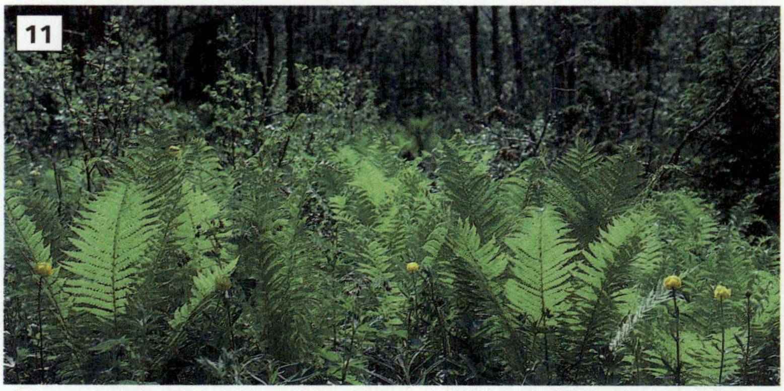		
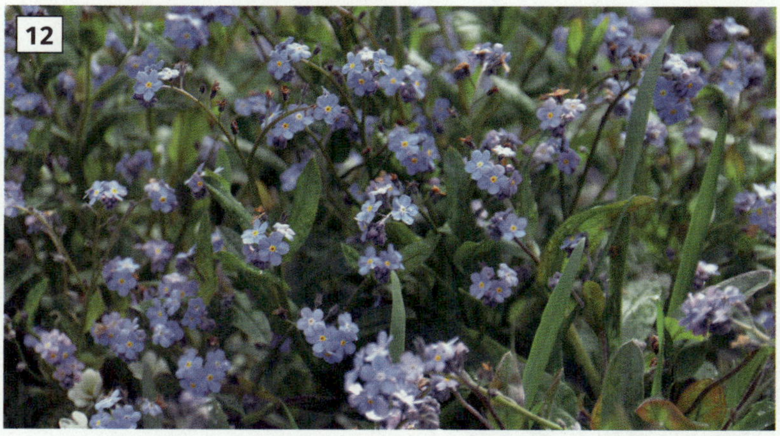		

13. Wie lange sollte eine 10-Minuten-Aktivierung maximal dauern? Kreuzen Sie die richtige Antwort an.

a. 3–10 Minuten ☐

b. 10–20 Minuten ☐

c. 10–15 Minuten ☐

14. Nennen Sie mindestens drei Ziele der 10-Minuten-Aktivierung.

____

____

15. Bei der 10-Minuten-Aktivierung werden die Angebote u. a. mithilfe sogenannter *Themenkisten* durchgeführt. Überlegen Sie, in welche *Themenkiste* die verschiedenen Gegenstände gehören könnten. Tragen Sie die richtigen Begriffe unter den dazugehörigen Kasten ein.

Urlaub	Kochen	Handwerk
____________	____________	____________
____________	____________	____________
____________	____________	____________

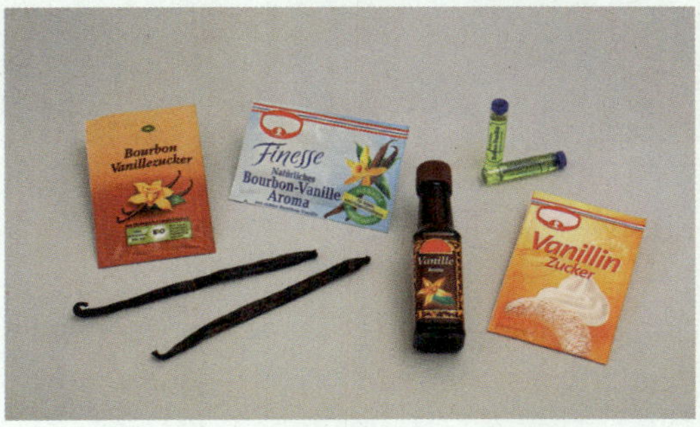

Vanillinzucker

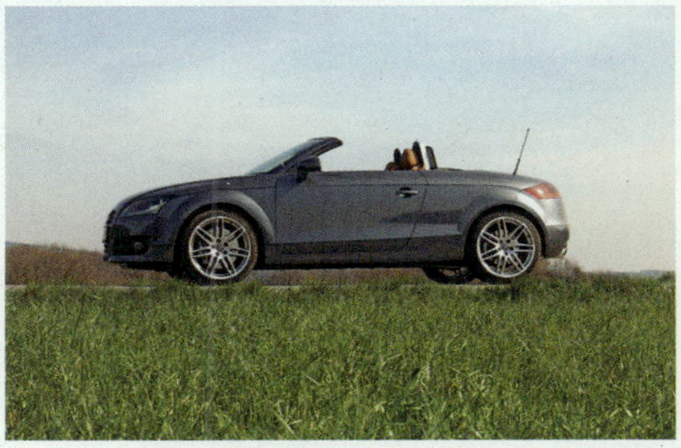

Cabrio

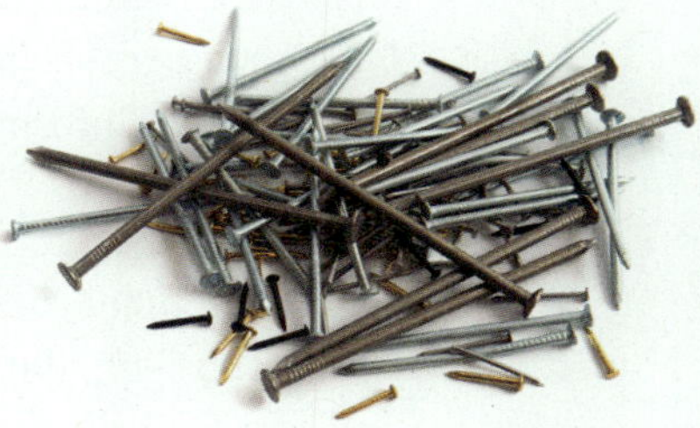

Nägel

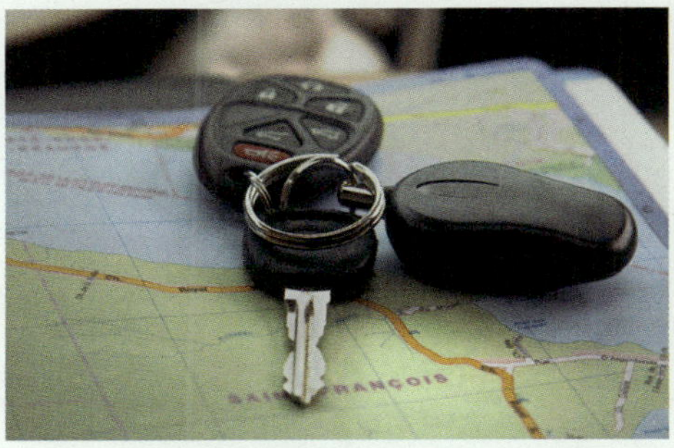

Landkarte

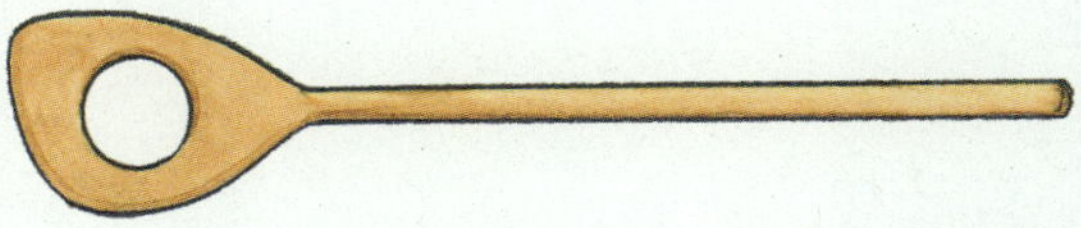

Kochlöffel

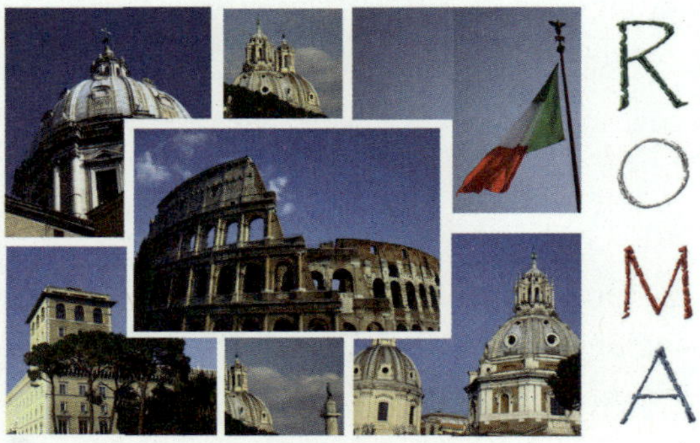	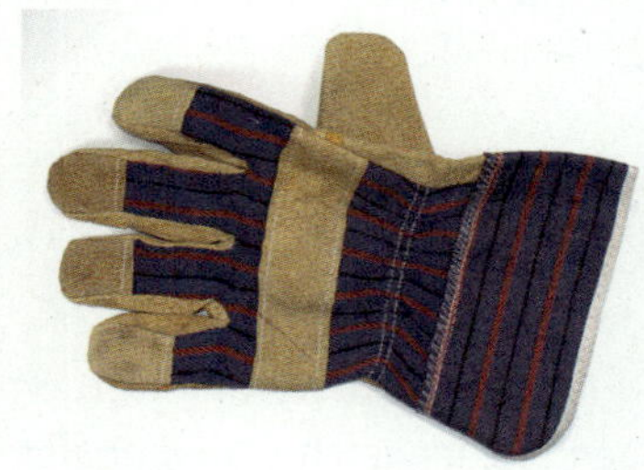
Postkarte	**Arbeitshandschuh**
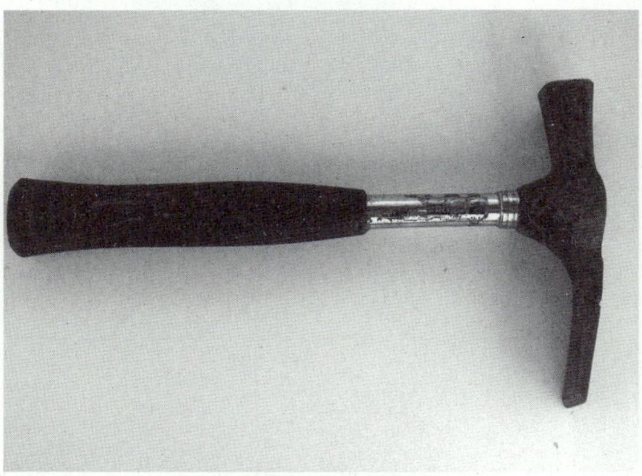	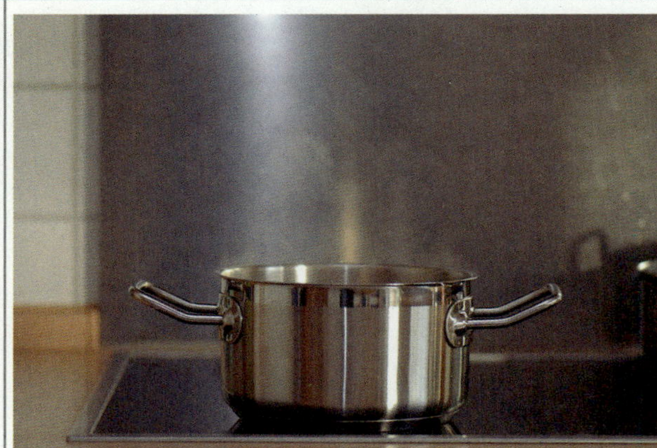
Hammer	**Kochtopf**

16. Bei Einzel- und Gruppenangeboten ist es besonders wichtig, die Individualität des zu betreuenden Menschen zu berücksichtigen und miteinzubeziehen. Je mehr Sie über einen Menschen wissen, umso individueller kann das Angebot gestaltet werden. Welche Methoden liefern welche Informationen? Verbinden Sie die Methoden in der linken Spalte mit den Informationen in der rechten Spalte.

Beobachtung der zu betreuenden Person	biografische Hintergrundinformationen
Information über das Demenzstadium	Zusammenarbeit mit Angehörigen/Betreuern
Zusammenarbeit mit der Pflege	vorhandene Fähigkeiten/ Ressourcen

17. Um Einzel- und Gruppenangebote individuell auf die zu betreuenden Menschen ausrichten zu können, muss vorab geklärt werden, welche Fähigkeiten benötigt werden und inwieweit sie vorhanden sind. Ordnen Sie die Fähigkeiten den jeweiligen Bereichen zu.
Konzentration – Beweglichkeit – Lautstärke – Finger-Hand-Koordination – Merkfähigkeit – Orientierung – Formulierung der Sätze – Hand-Auge-Koordination – Auffassungsvermögen

Sprache	Kognition	Grob- und Feinmotorik

18. Ein Gruppenangebot wird immer nach einem bestimmten Ablauf durchgeführt. Dieser wird in drei Abschnitte unterteilt. Benennen Sie diese.

19. Wie lange sollte ein Gruppenangebot maximal dauern?

20. Wie lange sollte ein Einzelangebot maximal dauern?

21. Woran erkennen Sie, dass ein zu betreuender Mensch durch ein Angebot überfordert ist?

22. Kurze Aktivierungen sind eine gute Möglichkeit zu betreuende Menschen ins Tagesgeschehen mit einzubeziehen und ihnen Orientierung in ihrem Alltag zu bieten. Nennen Sie die Ziele von kurzen Alltagsaktivitäten.

23. Welche Möglichkeiten für Angebote im Alltag gibt es und welche Ziele erfüllen sie? Vervollständigen Sie die folgende Tabelle.

Angebote	Ziele
Spiele	
	Unterstützung von Hobbys Förderung der Fein- und Grobmotorik
Bewegung	
	Förderung von Sinneswahrnehmungen Erhaltung der Selbstständigkeit jahreszeitliche Orientierung
Singen und Musik	
	Unterstützung der Orientierung Erhaltung von Ritualen
Erinnerung und Biografie	

24. Ausflüge, Feste und Projekte bieten eine schöne Abwechslung zum Alltag der zu betreuenden Menschen. Nennen Sie die drei Ziele dieser Aktivitäten.

25. Sie arbeiten in einer stationären Pflegeeinrichtung und betreuen eine Gruppe von zehn Bewohnern und Bewohnerinnen. Für das kommende Wochenende sollen Sie am Sonntag ein Ausflug zum Blaubeerhof im 15 Kilometer entfernten Nachbarort planen. An was müssen Sie denken, damit der Ausflug ohne Probleme stattfinden kann?

26. Sie arbeiten in einer stationären Pflegeeinrichtung und sollen mit Ihren Kolleginnen und Kollegen zusammen ein Herbstfest arrangieren. Erstellen Sie anhand der in Kapitel 4.2.3 aufgeführten Planungspunkte einen schriftlichen Entwurf.

- Punkt 1:
- Punkt 2:
- Punkt 3:
- Punkt 4:
- Punkt 5:

- Punkt 6: ______________________________

- Punkt 7: ______________________________

Frau Maier, 94 Jahre alt, leidet an demenziellen Veränderungen (mittelschweres Stadium). Sie lebt in einer stationären Altenpflegeeinrichtung und wird regelmäßig von ihrer Tochter und den Enkelkindern besucht. Seit einiger Zeit fällt auf, dass Frau Maier zunehmend Körperkontakt zu ihrer Zimmernachbarin Frau Berthold sucht. Sie streichelt sie und versucht sie zu küssen. Frau Berthold erwidert die Zärtlichkeiten nicht, sie scheinen ihr aber auch nicht unangenehm zu sein. Beim letzten Besuch traf die Tochter von Frau Maier sie schlafend im Bett von Frau Berthold an.

27. Bitte diskutieren Sie den Fall, wie würden Sie als Alltagsbegleiterin von Frau Maier mit dieser Situation umgehen?

28. Es wird eine Teamsitzung auf der Station angesetzt – was sollte bei der Fallbesprechung alles bedacht werden?

29. Was ist für die Begleitung der Angehörigen jetzt wichtig?

30. Sie sollen einen neuen Bewohner begleiten. Sie wissen nur, dass er als Gastarbeiter in den 60er-Jahren aus der Türkei nach Deutschland kam und jetzt 82 Jahre alt ist. Worüber müssen Sie sich informieren, damit Sie den neuen Bewohner im Alltag begleiten können?

31. Nennen Sie mindestens fünf existenzielle Verluste, die hochbetagte Menschen erlitten haben könnten. Welche Auswirkungen hat das auf die Alltagsbegleitung?

1.
2.
3.
4.
5.

32. Erläutern Sie wichtige Prinzipien im Umgang mit verängstigten Bewohnern.

33. Der Begriff „Palliativ" kommt vom lat. ________ und bedeutet ________, ________.

Palliativpflege bedeutet deshalb ______________________________.

34. Die sechs Kernbedürfnisse von Sterbenden nach Klaschnik (2000) lauten:

1. ______________________________
2. ______________________________
3. ______________________________
4. ______________________________
5. ______________________________
6. ______________________________

35. Ordnen Sie die folgenden Phasen bitte den „Sterbephasen nach Kübler-Ross" (S) und den „Trauerphasen nach Kast" (T) zu.

neuer Welt- und Selbstbezug	___
Annahme und Akzeptanz	___
Verhandeln	___
aufbrechende Emotionen	___
Trauer/Depression	___
Wut	___
nicht wahrhaben wollen	___
suchen und sich trennen	___
Weigerung, die Wahrheit anzunehmen	___

36. „Begleiten in der Phase des Sterbens und der Trauer kann nur jemand, der mit seinen eigenen Wünschen, Ängsten und Bedürfnissen im Reinen ist." Bitte suchen Sie sich einen Partner und diskutieren Sie die Bedeutung dieser Aussagen.

37. Zählen Sie die acht Artikel der Pflegecharta in Form von Überschriften auf.

Artikel 1 ______________________________

Artikel 2 ______________________________

Artikel 3

Artikel 4

Artikel 5

Artikel 6

Artikel 7

Artikel 8

38. Nehmen Sie die Pflegecharta zu Hilfe und beschreiben Sie die wichtigsten Aussagen der acht Artikel mit eigenen Worten.

- Artikel 1:

- Artikel 2:

- Artikel 3:

- Artikel 4:

- Artikel 5: ____________________

- Artikel 6: ____________________

- Artikel 7: ____________________

- Artikel 8: ____________________

39. Die Pflegecharta und deren Rechte für Hilfebedürftige sind personenzentriert ausgelegt. Erklären Sie mit eigenen Worten, wodurch die Personenzentrierung zu erkennen ist und welche Bedeutung dies für ihre Arbeit im Umgang mit Hilfebedürftigen hat. Eine personenzentriert erarbeitete Dokumentation und Angebotsgestaltung werden erwartet und durch den Medizinischen Dienst geprüft.

Frau Winter und Herr Hamburger haben sich im Pflegeheim beim Bingo spielen kennen gelernt. Beide verbindet schon nach kurzer Zeit eine tiefe Zuneigung und Freundschaft miteinander. Gerne ziehen sie sich gemeinsam in eines ihrer Zimmer zurück und genießen die Zweisamkeit. Beide sind verwitwet und haben aus den früheren Ehen Kinder und Enkelkinder. Da Frau Winter eine sehr geringe Rente bekommt und mit ihren 74 Jahren noch „ein junger Hüpfer ist", wie Herr Hamburger (89) meint, möchte er ihr einen Heiratsantrag machen, „damit sie gut versorgt ist", wie er sich ausdrückt. Als er dies seinem Sohn (60) mitteilt und um dessen Unterstützung für die Feierlichkeiten bittet, kommt es zum Streit zwischen Vater und Sohn. Der Sohn schimpft über „diese Erbschleicherin", dadurch ist der Vater sehr beleidigt, der daraufhin dem Sohn die Tür weist. Der Sohn ruft im Heim an und hat die ihm vertraute Betreuungskraft am Telefon. Er fordert sie auf, den Vater sofort zur Vernunft zu bringen. Er schimpft darüber, was das für ein Heim sei, in dem die Alten wieder liebestoll werden würden, und verlangt, dass dem Vater gegen diesen Unsinn eine Pille gegeben werden soll.

40. Wie kann sich die Betreuungskraft verhalten? An wen kann sie sich wenden, und wie kann sie in diesem Fall gemeinsam mit dem Team handeln oder beraten? Wer darf bestimmen, ob Herr Hamburger noch einmal heiraten darf? Was könnte sie den Angehörigen raten?

Katharina Gerbering arbeitet seit fünf Jahren in der Tagespflegeeinrichtung als Betreuungskraft. Manche Gäste kennen sie schon seit einigen Jahren, und auch zu deren Angehörigen hat sie ein gutes und vertrautes Verhältnis. Gestern wurde sie von Frau Politzer, deren Mann seit drei Jahren in die Tagespflege kommt, auf Folgendes angesprochen: „Liebe Frau Gerbering, Sie kümmern sich jetzt seit drei Jahren so rührend um meinen Mann, dass wir Ihnen gemeinsam eine Freude machen möchten. Mein Mann und ich können ja nun beide nicht mehr Auto fahren und wir haben da noch unser Auto in der Garage stehen, das nun niemand mehr benutzt. Ich hörte zufällig, dass Sie immer über eine Stunde mit dem Bus zur Arbeit fahren müssen. Da dachten wir uns: Wir könnten Ihnen doch den Wagen schenken. Würde Sie das freuen?“ Frau Gerbering ist ganz sprachlos vor Überraschung und Freude. Gleichzeitig denkt sie: „Das kann ich gar nicht annehmen, und irgendwie erscheint mir das auch nicht angemessen.“ Sie weiß auch nicht, wie ihre rechtliche Lage eigentlich ist, wen sie fragen kann oder ob sie lieber gleich ablehnen soll.

41. Was könnte man Frau Gerbering raten? Wie kann sie sich verhalten?

42. Wie wäre die Situation, wenn Frau Politzer und ihr Mann Frau Gerbering ein kleines Geldgeschenk, einen Gutschein oder einen Blumenstrauß schenken wollten?

43. Mit welchen Reaktionen muss Frau Gerbering rechnen, wenn beispielsweise die Kinder der Familie Politzer von dem „Geschenk“ erfahren?

Besorgen Sie sich eine Patientenverfügung mit Vorsorgevollmacht als Vordruck und füllen Sie diese Unterlage für sich selbst in Ruhe aus. Auf welche Schwierigkeiten sind Sie beim Ausfüllen gestoßen? Welche Punkte waren für Sie nur schwer oder gar nicht zu beantworten? Wie haben Sie sich bei dieser „Auseinandersetzung mit dem eigenen Krankwerdenkönnen und Sterbenkönnen“ gefühlt, welche Gedanken gingen Ihnen durch den Kopf? Benutzen Sie zum Notieren Ihrer Erfahrungen ein gesondertes Blatt, dass Sie in Ihren persönlichen Unterlagen aufbewahren. Wenn es Ihnen möglich ist, tauschen Sie sich mit einer vertrauten Person darüber aus. Nehmen Sie dies als wichtige Erfahrung in Ihre Arbeit mit, um zu wissen, was es heißt, über das Ende des eigenen Lebens nachzudenken und den eigenen Nachlass zu regeln.

Das Stationstelefon klingelt und es ist gerade keine Pflegekraft oder andere Kollegin in der Nähe, um abzunehmen. Die anwesende Betreuungskraft nimmt den Anruf entgegen. Am Telefon meldet sich der ambulante Dienst „Pflege-Leicht“, dessen Mitarbeiter die jetzige Bewohnerin Frau Morgenrot bis zu ihrem Einzug versorgt haben. Nun soll Frau Morgenrot in der Folgewoche wieder nach Hause gehen, und die Mitarbeiterin möchte Folgendes wissen: „Sagen Sie mir mal, welche Medikamente die Frau Morgenrot noch hat und welche sie dann braucht, sind da neue Medikamente dabei? Und was hat sie denn jetzt eigentlich, sie ist ja wegen der Lungenentzündung ins Krankenhaus gekommen und dann zu Ihnen, ist da jetzt noch mehr?“

44. Wie kann sich die Betreuungskraft verhalten? Gibt sie dem Pflegedienst die gewünschten Informationen?

Herr Uhrmacher ist seit einem Jahr Bewohner in der Pflegeeinrichtung „Silberborn", er erlebt derzeitig die zweite Phase einer demenziellen Veränderung. Vor zwei Wochen kam er wegen einer Kopfverletzung aufgrund eines Sturzes ins Krankenhaus und ist nun seit vier Tagen wieder in der Einrichtung zurück. Die Wunde am Kopf ist immer noch deutlich sichtbar und die Blutergüsse im Gesicht sehen sehr schlimm aus. Schon vor dem Sturz war Herr Uhrmacher sehr aktiv und immer unterwegs, nun ist dieses Verhalten noch stärker ausgeprägt. Die Mitarbeiter des Pflegeteams wollen verhindern, dass sich Herr Uhrmacher erneut verletzt, und hoffen, dies damit zu erreichen, dass sie seinen Bewegungsdrang kontrollieren. Eine Mitarbeiterin schlägt vor, für Herrn Uhrmacher einen Rollstuhl zu beantragen und ihn mit einem Gurt darin am unkontrollierten Aufstehen zu hindern.

45. Was halten Sie persönlich von dieser Idee? Haben Sie andere Vorschläge, wie das Team Herrn Uhrmacher für die Zukunft vor schweren Stürzen schützen kann? Welche Gesetze und Vorschriften spielen bei der Entscheidungsfindung eine Rolle? Was muss beachtet werden? Welche sprechen für oder gegen diese Idee?

Diskutieren Sie den Fall und die Fragen in der Gruppe, stellen Sie eine eigene Meinung auf und vertreten Sie diese fachlich vor den anderen Gruppenmitgliedern. Machen Sie sich zuerst Notizen dazu.

46. Was können Betreuungskräfte für Herrn Uhrmacher tun, damit er die Ereignisse „Sturz – Verletzung – Krankenhausaufenthalt“ verkraften und wieder zu innerer Ruhe finden kann?

47. Besonders demente Menschen laufen Gefahr, nicht angemessen mit Medikamenten versorgt oder bei Bedarf behandelt zu werden – woran kann dies liegen? Zählen Sie mögliche Gründe dafür auf.

48. Welche Gefahren für die Betroffenen und die Pflegenden entstehen daraus?

48. Diskutieren Sie in der Gruppe oder zu zweit folgende Behauptungen. Nehmen Sie verschiedene Perspektiven ein, z. B. die der Allgemeinheit, der Angehörigen und der Betroffenen, und argumentieren Sie in der Diskussion aus diesen Standpunkten heraus. Existieren rechtliche Grundlagen für die genannten Behauptungen? Bestehen ethische Bedenken gegen diese Behauptungen und wenn ja, welche sind dies?

1. Behauptung: „Ab einem gewissen Alter muss man nicht mehr alles operieren, die Leute sterben ja ohnehin bald und das lohnt den Aufwand nicht mehr“.
Frage: Darf eine Krankenkasse eine notwendige Operation verweigern, obwohl die betroffene Person gerade erst 70 Jahre alt und körperlich ziemlich gesund ist?

2. Behauptung: „Rehabilitation und Psychotherapie machen nur Sinn, wenn jemand jünger als 65 Jahre ist, danach sind die Menschen viel zu festgefahren in ihren Gewohnheiten und müssen sich eben mit dem Altern abfinden".
Frage: Darf eine Einrichtung „übersehen", dass ein Bewohner durch Anleitung und Rehabilitation wieder so gesund werden kann, dass er zurück in sein Zuhause gehen kann?

1. Ein Kontrollsystem, das hygienekritische Arbeitsphasen identifiziert, heißt HACCP. Jeder Betrieb, der Umgang mit Lebensmitteln hat, ist verpflichtet, dieses Kontrollsystem in seinem Unternehmen anzuwenden. Welche Bedeutung steckt hinter den einzelnen Buchstaben HACCP?

	englische Bezeichnung	deutsche Übersetzung
H		
A		
C		
C		
P		

2. Beschreiben Sie mit eigenen Worten die Gefahrenanalyse bei der Zubereitung des Frühstücks für Bewohner, die im Laufe von zwei Stunden zum Frühstück erscheinen.

Gefahrenanalyse:

Kritische Kontrollpunkte:

3. Welche drei Gesetze und Vorschriften regeln die Hygiene in Einrichtungen der Seniorenpflege? Und welche Bereiche regeln die einzelnen Gesetze und Vorschriften?

Gesetz/Verordnung	Bereich

4. Welche Aufgabe hat die Hygienebelehrung nach dem § 43 IFSG?

5. Beschreiben Sie die wichtigsten Hygienemaßnahmen in der Personalhygiene.

6. Beschreiben Sie anhand der folgenden Bilder eine vollständige Händehygiene, also das Desinfizieren der Hände und im Anschluss daran das Händewaschen.

Hände desinfizieren:

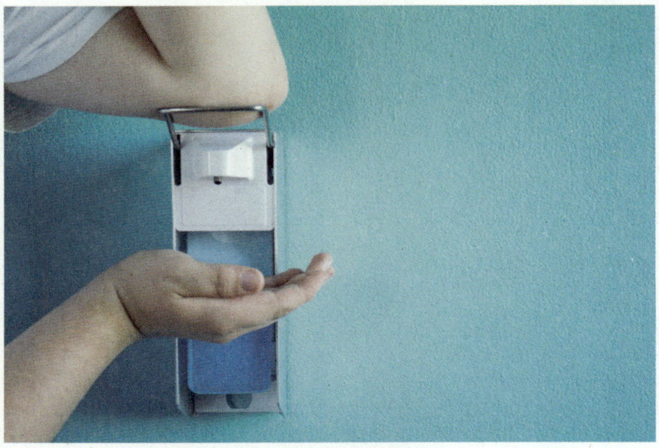

1. ______________________________

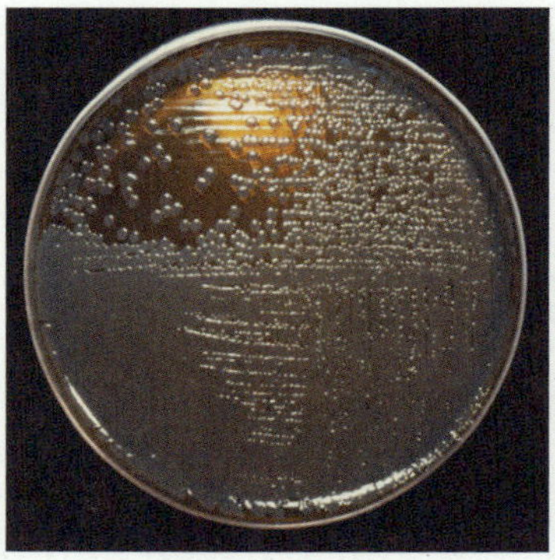

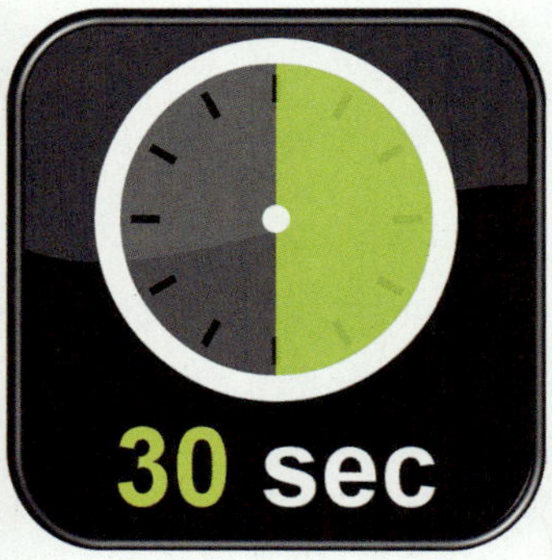

2. ______________________________

Hände desinfizieren:

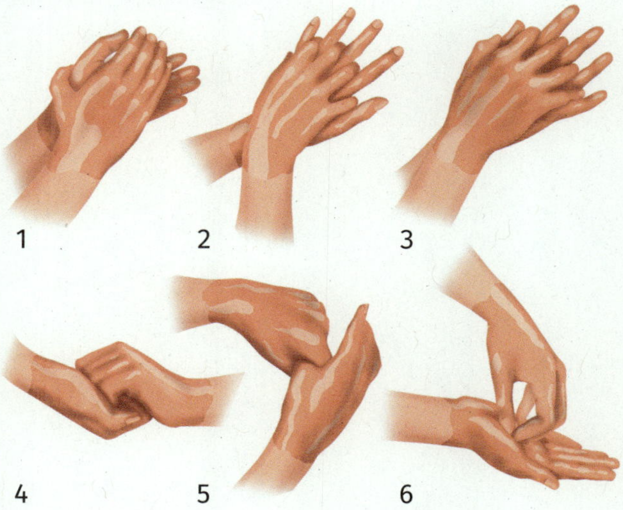

3. ____

____

____

____

Schritt 1: ____

Schritt 2: ____

Schritt 3: ____

Schritt 4: ____

Schritt 5: ____

Schritt 6: ____

Hände waschen:

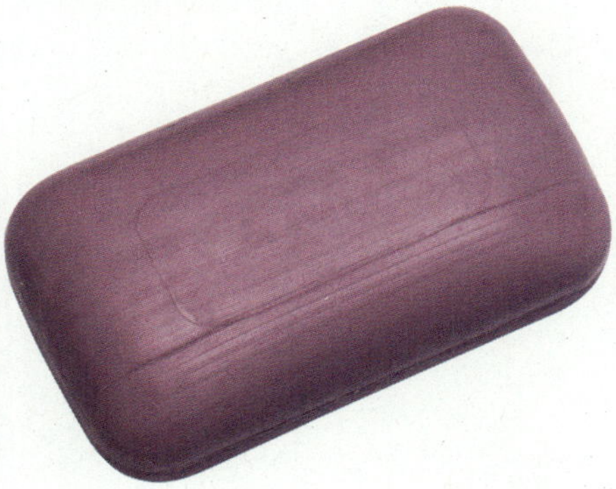

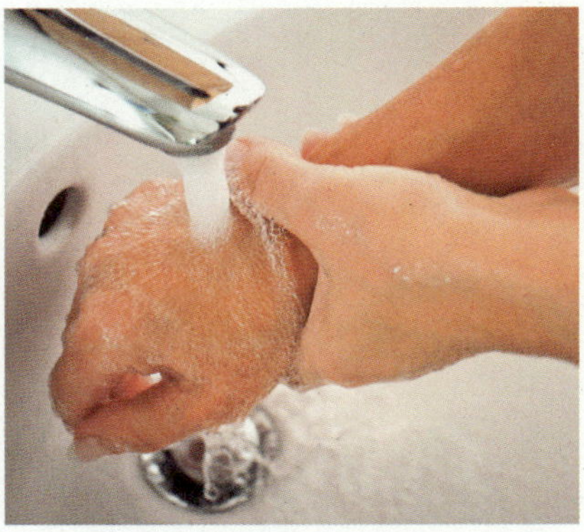

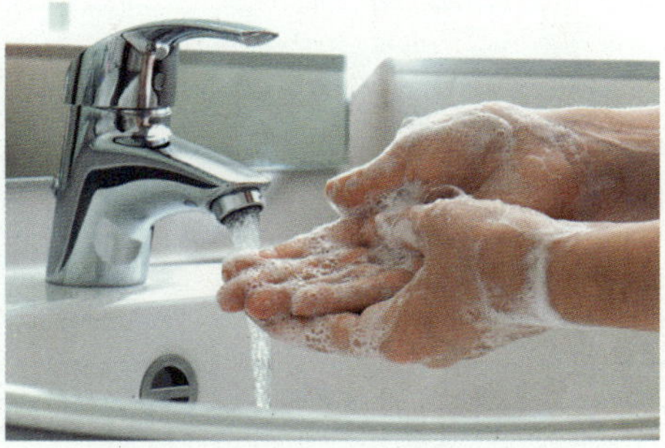

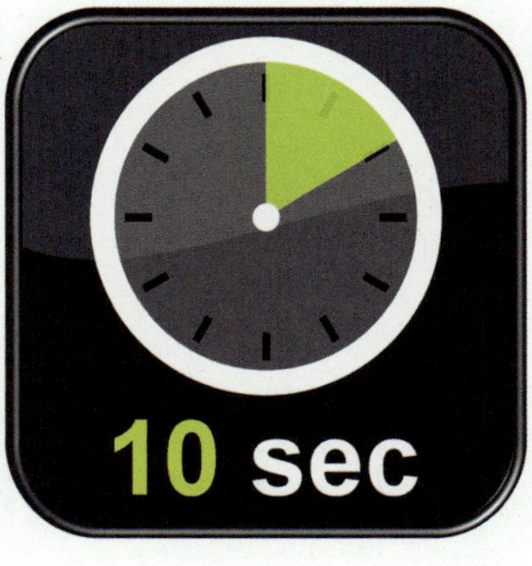

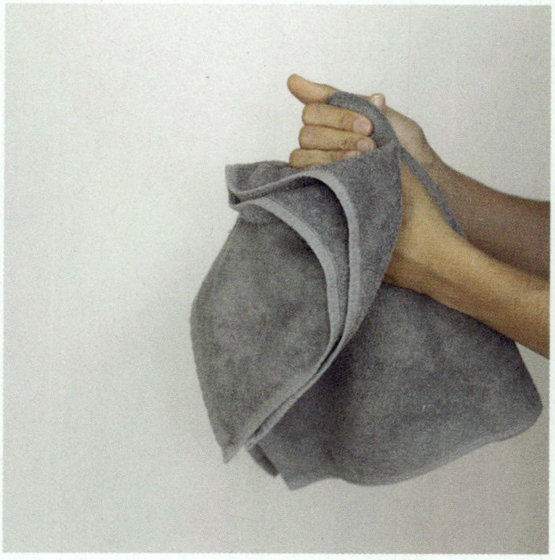

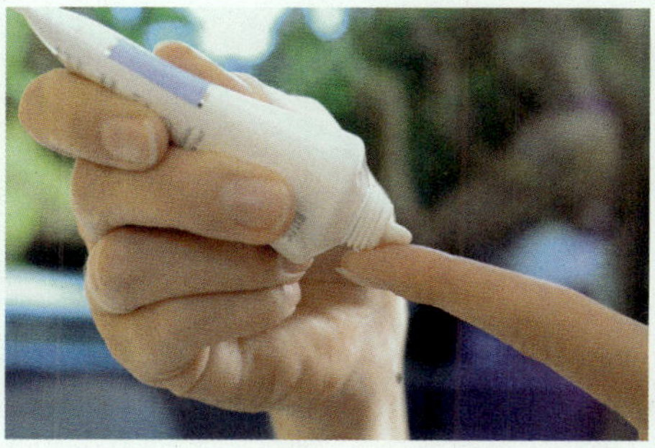

7. Wann während der Arbeit sollten die Hände desinfiziert werden und wann sollte die vollständige Händehygiene ausgeführt werden?

Händedesinfektion:

Vollständige Händehygiene:

8. Beschreiben Sie, wie Hygienemaßnahmen dokumentiert und welche Pläne dazu eingesetzt werden.

9. Beim Anreichen von Essen oder Trinken sollten folgende Hygieneregeln beachtet werden:

Das Geschirr sollte ________________.

Zusätzlich zur Reinigung benötigen Sie ________________.

Die versorgende Person sollte ________________.

Die Speisen oder Getränke sollten ________________.

10. Wie sollten das Geschirr und die Wäsche eines Menschen mit MRSA-Infektion behandelt werden?

Kapitel 6: Alltagsbegleitung und Pflege

1. Folgende Tätigkeiten können zu Ihren Aufgaben gehören, falls die Fachkraft nicht zugegen ist. Kreuzen Sie die richtigen Tätigkeiten an.

- ☐ Ganzwaschung
- ☐ Mundpflege
- ☐ Verbandwechsel
- ☐ Anreichen von Nahrung
- ☐ Haarpflege
- ☐ Verabreichung von Sonderkost
- ☐ Mobilisierung vom Rollstuhl auf den Sessel
- ☐ Verabreichen von Medikamenten
- ☐ Blutzuckerkontrolle
- ☐ Zahnpflege
- ☐ Begleitung zur Toilette
- ☐ An- und Auskleiden
- ☐ Versorgung von Blasenkathetern
- ☐ beruhigende/belebende Massage

2. Welche Beobachtungen können Sie in der Alltagsbegleitung an der Haut der Bewohnerin oder des Bewohners machen?

3. Die Körperpflege dient vor allem dem Wohlbefinden der Bewohnerin oder des Bewohners. Finden Sie Beispiele.

4. Ordnen Sie die Maßnahmen richtig zu:

1. Belebend	a. Temperatur des Wassers liegt über der Körpertemperatur.
	b. Massagerichtung von den Fingerspitzen zum Herz
2. Beruhigend	c. anregender Zusatz
	d. Temperatur des Wassers liegt unter der Körpertemperatur.
	e. Massagerichtung vom Herz zu den Fingerspitzen
	f. beruhigender Zusatz

Lösung:

5. Bitte nennen Sie Situationen, in denen Sie den Bewohner bei der Mund-, Zahn- und Prothesenpflege unterstützen müssten.

6. Nennen Sie bitte drei Beobachtungen bei der Haarpflege, die Sie unbedingt der examinierten Pflegekraft melden müssen.

1.

2.

3.

7. „Die Nagelpflege ist immer Aufgabe der Pflegefachkraft bzw. der professionellen Nagelpflegerin." Begründen Sie bitte diese Aussage.

8. Sie begleiten einen Bewohner mit einer Halbseitenlähmung links. Beschreiben Sie bitte die Reihenfolge, in der Sie ihn beim An- und Auskleiden unterstützen.

Ankleiden:

Auskleiden:

9. Ihnen fällt auf, dass einem Bewohner seine Kleidung zu groß geworden ist. Was müssen Sie jetzt weiter beobachten und mit der Fachkraft besprechen?

Informieren Sie sich über das Stopfen von Socken. Bitte bereiten Sie mit einem Partner eine Gruppenaktivierung zu diesem Thema vor.

10. Sie möchten mit einer Gruppe von fünf Bewohnern einen Herbstspaziergang zu einem nahe gelegenen Park unternehmen. Worauf achten Sie bei der Kleidung Ihrer Gruppe?

11. Angehörige möchten einem Bewohner neue Hausschuhe zu Weihnachten schenken. Was raten Sie ihnen?

12. Nennen Sie bitte Sturzrisiken für Menschen mit demenziellen Veränderungen.

1. Individuelles Sturzrisiko

2. Umgebungsbedingtes Sturzrisiko

13. Setzen Sie ein: *erhöhen* oder *verringern*?

„Freiheitsentziehende Maßnahmen _ _ _ _ _ _ _ das Sturzrisiko."

Bei einem Sturzgeschehen dokumentieren Sie:

14. Welche Möglichkeiten gibt es, einem desorientierten Menschen das Auffinden/Aufsuchen der Toiletten zu erleichtern?

15. Welche Auffälligkeiten bei Ausscheidungen müssen Sie unbedingt der pflegerischen Fachkraft melden?

16. Für Menschen mit keinen oder leichten kognitiven Einschränkungen eigenen sich für die Schmerzbeobachtung Skalen zur Selbsteinschätzung. Welche zwei Varianten gibt es?

1.

2.

17. Menschen mit demenziellen Veränderungen können Schmerzen oft nicht mehr einordnen bzw. nicht mehr äußern oder beschreiben. Welche Symptome und Verhaltensweisen könnten bei diesen Bewohnern auf Schmerzen hinweisen?

Kapitel 7: Alltagsbegleitung und Ernährung

1. Essensvorlieben und -abneigungen sind individuell. Sie können sich im Laufe des Lebens stark verändern oder immer gleich bleiben. Schreiben Sie hier Ihre ganz persönliche Essbiografie auf.

Welche Speisen und Getränke mochten Sie als Kind? ____________________

____

Welche davon mögen Sie heute immer noch? ____________________

____

Welche Speisen mögen Sie heute, womit kann man Ihnen eine Freude machen? ____________________

____

Was haben Sie sich übergegessen? ____________________

____

Welche Erinnerungen verbinden Sie damit? ____________________

____

Und was mögen Sie überhaupt nicht? ____________________

____

Welche Erinnerungen verbinden Sie damit? ____________________

____

Was haben Sie noch nie probiert? ____________________

____

Bei welchem Freund, welcher Freundin haben Sie neue Gerichte kennengelernt? ____________________

____

Wer hat Ihre Lieblingsspeisen gekocht? ____________________

____

Wie genau wird Ihre Lieblingsspeise zubereitet, was gehört dazu? ____________________

____

____

Welche Erinnerungen verbinden Sie mit dieser Lieblingsspeise?

Probieren Sie mit einer dementen Bewohnerin oder einem dementen Bewohner in ruhiger Atmosphäre verschieden schmeckende Getränke oder Speisen aus. Finden Sie heraus, was die Person mag und was nicht. Lassen Sie ihn Worte dafür finden und schulen Sie Ihre Aufmerksamkeit.

2. Tauschen Sie Ihre Erfahrungen mit der eigenen Essbiografie mit anderen Menschen aus. Überlegen Sie, welche Bedeutung die Essbiografie für einen hilfebedürftigen Menschen hat, der fremdverpflegt wird.

3. Welche Umgebungsfaktoren sind für Sie wichtig, um sich beim Essen wohlzufühlen?

4. Welche Umgebungsfaktoren sind besonders für demente Menschen wichtig?

5. Unterscheiden Sie die Begriffe und nennen Sie ein Beispiel.

Anleitung zum Essen:

Unterstützung beim Essen:

Teilweise Übernahme beim Essen:

Vollständige Übernahme beim Essen:

Ermitteln Sie Ihren idealen Gewichtsbereich. Recherchieren Sie die Fachbegriffe: BMI, altersgerechte BMI-Grenzen und die Definitionen von Über- und Untergewicht. Ermitteln Sie die sichtbaren Kennzeichen von Übergewicht, wie die Unterarmfaltenmessung.

6. Aus welchen Gründen kann ein hilfebedürftiger Mensch übergewichtig werden?

7. Aus welchen Gründen kann ein hilfebedürftiger Mensch untergewichtig werden?

8. An welchen Mangelzuständen und Nährstoffmangelzuständen leiden ältere Menschen besonders häufig?

9. Ein wichtiger allgemeiner Ernährungsfehler führt zu Ballaststoffmangel. Durch welches Ernährungsverhalten entsteht er und welche Auswirkungen hat er?

10. Wenn Ihnen mitgeteilt wird, dass ein hilfebedürftiger Mensch unter Eiweißmangel leidet, welche Ernährungsempfehlungen können Sie geben?

11. Durch welche Hauptsymptome wird Eiweißmangel erkennbar?

12. Vor dem Verzehr von Fett wird seit Jahren gewarnt. Angeblich gibt es aber „gute Fette", die wir unbedingt verzehren sollen. Welche Fette sind denn günstig für den menschlichen Körper?

13. Wodurch kann bei einem alten Menschen Flüssigkeitsmangel entstehen?

Informieren Sie sich in der DGE-Broschüre (online) „Trinken im Alter" über die Gründe für Austrocknung und Wassermangel. Warum sind besonders alte und hilfebedürftige Menschen davon betroffen? Wie gefährlich ist eine Austrocknung (Exikose)?

14. Diabetes Typ II entsteht durch falsche Lebensmittelauswahl, zu geringe körperliche Aktivität und durch Stress. Welche Lebensmittel erhöhen den Blutzucker?

15. Wenn Sie davon ausgehen können, täglich etwa 1 800 g Lebensmittel zu sich zu nehmen, wie viel Gramm von welchem Lebensmittelgruppen sollten Sie dann nach dem DGE-Ernährungskreis anteilig essen?

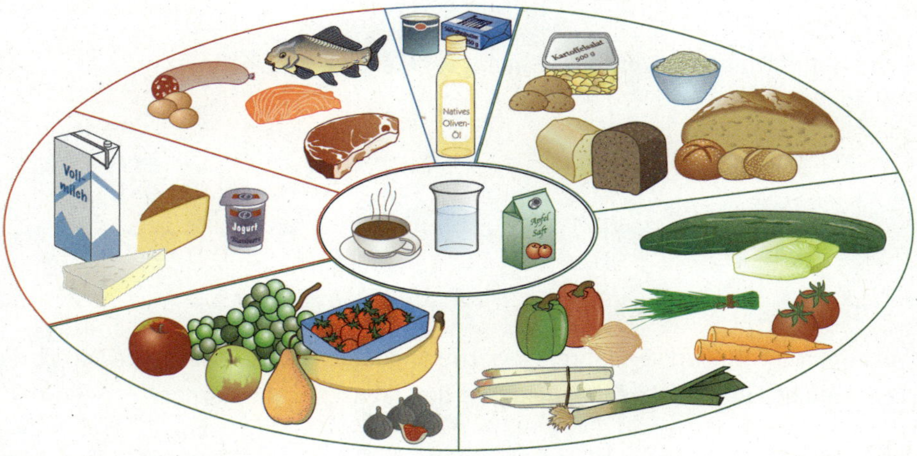

Lebensmittelgruppe	Menge (g)

Suchen Sie im Internet nach den „Regeln der Vollwerternährung". Suchen Sie dazu Rezepte, die Sie selbst einmal zu Hause ausprobieren. Verzichten Sie im Selbstversuch mal eine Woche auf alle „ungesunden" Lebensmittel, die bei den Regeln genannt werden.

16. Welche Veränderungen hinsichtlich Geschmack und Geruch treten bei dementen Menschen auf und beeinflussen ihr Essverhalten?

Kapitel 8: Alltagsbegleitung planen und dokumentieren

1. Was ist ein Pflegemodell?

2. Welche Aussagen enthält ein Pflegemodell?

3. Monika Krohwinkel hat die Pflegemodelle von Roper und Orem weiterentwickelt. Ihre Aktivitäten, Beziehungen und existenzielle Erfahrungen des Lebens werden vor allem in der Altenpflege verbreitet angewandt und bilden hier die theoretische Grundlage der Arbeit. Nennen Sie die 13 ABEDLs.

1.

2.

3.

4.

5.

6.

7.

8.

9.

10.

11.

12.

13.

4. Die einzelnen ABEDLs sind alle gleich wichtig. Welche Funktion haben sie innerhalb der Altenhilfe?

5. Die 13 Bereiche der ABEDLs stehen untereinander in Beziehung und sollen menschliches Leben ganzheitlich abbilden. Was versteht Krohwinkel unter dem Begriff der Ganzheitlichkeit?

6. Was verstehen Sie unter dem Begriff Pflegeprozess?

7. Die moderne Dokumentation ist aus dem 4-schrittigen Pflegeprozessmodell der WHO entstanden mit den Elementen: Informationen sammeln, individuelle Maßnahmen planen, Tagesbericht erstatten, laufende Evaluation.

Wo dokumentieren oder planen Sie mit, wo vereinbaren Sie Maßnahmen und Ziele und wie berichten Sie über Veränderungen der Person. Beschreiben Sie in den Kategorien ihre Aufgaben: Was könnte hier gemeint sein, was sollten Sie im Blick haben?

1. Informationen sammeln, Risiken kennenlernen, Vorlieben und Abneigungen, Gewohnheiten und Rituale, Einschränkungen und Ressourcen, Wünsche und Bedürfnisse, Themenfelder der SIS®.
2. Maßnahmen planen, individuell passende Angebote, Tageszeiten und Tagesform, Angebote in Gruppen, Bedarfe bei Einschränkungen.
3. Tagesereignisse berichten, Abweichungen vom Maßnahmenplan, Neue Entwicklungen, Routinen hinterfragen.
4. Evaluationen wie das Integrationsgespräch, die Indikatorenerhebung, Bewohnerzustand nach Krankenhausaufenthalten und nach erheblichen Ereignissen und Lebensveränderungen, bei massiven Einschränkungen.

1. Vervollständigen Sie folgende Sätze. Tragen Sie dazu die folgenden Wörter in die richtigen Lücken ein: einwirken; Belastung; außen; unterschiedliches; Bewältigung; Verhalten.

Stress bezeichnet Zustände einer ____________ und den Prozess ihrer ______________.

Stressoren sind Faktoren, die von ______ auf uns ___________, dadurch unser

____________ beeinflussen. Jeder Mensch besitzt ein ______________________

Empfinden von Stress.

2. Nennen Sie fünf Stressoren in der Alltagsbegleitung.

1. ____________________

2. ____________________

3. ____________________

4. ____________________

5. ____________________

3. Ordnen Sie die folgenden Merkmale den drei Stressphasen zu.

Stressphasen	Merkmale
1. Alarmphase	a. Der Organismus wehrt sich gegen Stress, stellt Energie bereit.
2. Erschöpfungsphase	b. Die Widerstandskraft des menschlichen Organismus bricht zusammen.
3. Resistenzphase	c. Der Körper ist in Alarmbereitschaft, die „Stresshormone“ Adrenalin und Noradrenalin werden freigesetzt, „Flight-or-Fight-Reaktion“ bereitet Körper auf Flucht oder Kampf vor.

Lösung: ____________________

4. Welche Fragen sollten sich Alltagsbegleiter in Stresssituationen stellen, um die Situation besser einschätzen zu können?

____

____

5. Ergänzen Sie die Lücken im Text. Tragen Sie dazu die folgenden Wörter in die richtigen Lücken ein: Warnsignale; körperlichen; akutem; müde; erneut; Blutdruck; Eustress; psychischen; rasche; physische; -störungen; Konzentrations-; Anstrengung; Kopf-; Distress; lange; Ängste.

Wie erkenne ich Stress und welche Folgen kann Stress haben?

Stress kann sich sowohl mit ________________ als auch mit ______________ Symptomen bemerkbar machen. Es gibt ______________ des Körpers, die auf Stress hindeuten können. Erste Überforderungssignale können sein: große ______________ bei geringer Anforderung, ______________ Erholung und ________ Erschöpfung. Es wird zwischen „____________“ (negativem Stress) und „__________“ (positivem Stress) unterschieden sowie zwischen ________ und chronischem Stress. Nicht jeder Stress ist gesundheitsschädigend. Problematisch wird es, wenn Stressoren über ______ Zeit hinweg bestehen oder immer wieder ________ auftreten.

Stress kann psychische und ____________ Folgen haben. Psychische Folgen sind zum Beispiel ________schwierigkeiten, Gereiztheit und ________. Zu den ________ Folgen zählen z. B. Schlaf________, Unwohlsein, Rücken-________ und Bauchschmerzen. Außerdem können die Betroffenen ________ und können einen erhöhten ________ aufweisen.

6. Ordnen Sie die Symptome den nebenstehenden Begriffen zu.

1. Schwächung des Immunsystems, Herz-Kreislauf- und Magen-Darm-Erkrankungen, Hauterkrankungen und Sehstörungen	a) psychisch
2. erhöhte Reizbarkeit, Konzentrationsmangel, Ratlosigkeit und Depression	b) kognitiv
3. beeinträchtigte Gedächtnisleistung, Störungen im flexiblen Denken sowie bei Problemlösungen und Urteilsbildung	c) organisch

Lösung: ________________________________

7. In diesem Buchstabensalat sind zehn Symptome eines Burn-outs versteckt. Finden Sie diese und markieren Sie sie farblich.

GJLMNBVERSCHÖPFUNGLMNBHÖMBVVCSCHWACHÖÄNBVCDZNUNGIKMMÜDEMVFRKLNHBFCGYANTRIEBSLO-
SIGKEITKLTAXPLINFREIZBARKEITLÄNHZRDZYNISCHOLMÖNHBGVREWXGEFÜHLLOSIGKEITNKLMUNGARKRÜCK-
ZUGKLMNBVFRUSTRATIONLMNBVHZRDEPERSONALISIERUNGMLNHBVGTRDNBVCXZUNGENBRECHIKMNHGFGB

8. Nennen Sie fünf Ursachen, die in der Alltagsbegleitung zum Burn-out führen können.

____

____

9. Nennen Sie die wichtigsten vier Phasen bei der Entstehung eines Burn-out.

1. Phase: ______

2. Phase: ______

3. Phase: ______

4. Phase: ______

10. Es gibt präventive Maßnahmen, um einen Burn-out zu vermeiden. Ergänzen Sie folgende Tabelle.

Art der Prävention	**Maßnahmen**
______	• Aufgaben nach Wichtigkeit und Dringlichkeit ordnen • genügend Zeitpuffer einplanen • Einplanen von privaten Auszeiten beziehungsweise Pausen
Prävention durch soziale Unterstützung	______
______	• positive Lebenseinstellung • Selbsthinterfragung • neue Denkweise • positivere Einstellung
______	• Kenntnisse über das Burn-out-Syndrom • richtiges Verhältnis von Nähe und Distanz erlernen
gesundheitsfördernde Maßnahmen	______
organisationsbezogene Möglichkeiten	______

11. Der Arbeitgeber hat eine Fürsorgepflicht gegenüber seinen Mitarbeiterinnen und Mitarbeitern. Nennen Sie mindestens vier Beispiele für das betriebliche Gesundheitsmanagement.

12. Ergänzen Sie folgenden Lückentext zum „Helfersyndrom". Tragen Sie dazu die folgenden Wörter in die richtigen Lücken ein:
vergessen; Depression; unterstützen; Hilfe; falsches Helfen; Sinn; angewiesen; Helfen; Burn-out-Syndrom; andere; wertvoll; Bedürfnisse.

Man kann das Helfersyndrom als „ ____________ " beschreiben. Für Menschen, die unter einem Helfersyndrom leiden, erfüllt das ____________ eine besondere Aufgabe. Nur wenn sie andere ____________ können, wenn ____________ ihre ____________ brauchen und auf sie ____________ sind, fühlen sie sich ____________ und sehen einen ____________ in ihrem Leben. Dabei ____________ sie meist ihre eigenen ____________ und laufen deshalb Gefahr, an ____________ oder einem ____________ - ____________ zu erkranken.

Manuela arbeitet seit einigen Wochen als Alltagsbegleiterin im Haus „Spreeblick" und betreut dort mehrere ältere Menschen mit demenziellen Erkrankungen. Sie wird von den Bewohnerinnen und Bewohnern sehr geschätzt, ebenso von den Kollegen. Manuela kann sich keine bessere Tätigkeit vorstellen, als mit älteren Menschen zusammen zu sein, die ihre Hilfe und Unterstützung benötigen. Sie hat das Gefühl, endlich anerkannt und beliebt zu sein. Sie versucht, jeden Wunsch der älteren Menschen zu erfüllen und immer für sie da zu sein. Für ihre Arbeit verzichtet sie auch gern einmal auf freie Tage oder den Urlaub mit der Familie.

13. Welche Ursachen können zu einem Helfersyndrom führen? Nennen Sie drei Ursachen.

14. Nennen Sie fünf Persönlichkeitsmerkmale, die ein Helfersyndrom begünstigen können.

15. Was sollte Manuela tun, damit sie kein Helfersyndrom entwickelt? Nennen Sie fünf Beispiele.

16. Es ist für Begleitende nicht immer leicht, im Umgang mit Menschen mit kognitiven oder körperlichen Einschränkungen Ruhe und Geduld zu bewahren. „Entschleunigung" gewinnt in diesem Zusammenhang in der Begleitung an Bedeutung. Was bedeutet „Entschleunigung"?

17. Wie können Sie als Alltagsbegleiter Ihren Alltag „entschleunigen"? Nennen Sie sechs Beispiele.

1.

2.

3.

4.

5.

6.

18. Ein erfolgreiches Selbstmanagement ist die Voraussetzung dafür, dass Alltagsbegleitung gelingt und sich Betroffene wie Begleiter wohlfühlen. Was bedeutet „Selbstpflegemanagement" in der Alltagsbegleitung?

19. Im Laufe des Lebens entwickelt der Mensch unterschiedliche Bewältigungsstrategien, um mit Stress, Konflikten oder Herausforderungen umgehen zu können. Diese Strategien (Coping) befähigen zum Umgang mit schwierigen Situationen. Ordnen Sie die Coping-Formen „emotionales Coping", „kognitives Coping" und „handlungsorientiertes Coping" den Merkmalen in der Tabelle zu.

Merkmale	Coping-Form
Gespräche über belastende Situationen, die der Bewältigung dienen, z. B. Austausch im Team, Gespräche mit dem Partner, in Familie	
Ablenkung (z. B. Freizeit); akzeptieren, dass gewisse Herausforderungen, Probleme oder Konflikte zum Alltag gehören; Reflexion der Situation	
Gefühle wie Freude, Trauer, Unsicherheit, Angst; Aggressionen gegen sich selbst oder gegen die Umgebung; Verleugnen der Gefühle; Gebrauch von Drogen (Alkohol, Zigaretten) und Medikamenten	

20. Welche drei Techniken können zur kurzfristigen Stressbewältigung eingesetzt werden?

21. Der optimale Weg der Stressbewältigung wird in einem Gedicht von Reinhold Niebuhr folgendermaßen beschrieben:

„Gebe Gott mir die Gelassenheit, Dinge hinzunehmen, die ich nicht ändern kann, den Mut, Dinge zu ändern, die ich ändern kann, und die Weisheit, das eine vom anderen zu unterscheiden."
Niebuhr, Reinhold
Was bedeutet Ihrer Meinung nach dieses Gedicht? Wie gehen Sie mit Stresssituationen um?

22. Damit eine gute Alltagsbegleitung möglich ist, müssen im Rahmen der Organisationsstruktur eines Unternehmens schließlich solche Bedingungen geschaffen werden, unter denen sich alle Mitarbeiterinnen und Mitarbeiter wohlfühlen und zufrieden sind. Nennen Sie fünf Beispiele.

1. ______________________________

2. ______________________________

3. ______________________________

4. ______________________________

5. ______________________________

23. Wortsalat: Finden und markieren Sie farblich die im Wortsalat versteckten 15 Begriffe zur Selbstpflege in der Alltagsbegleitung. Es sind auch Wortgruppen möglich.

HKJLMNNGGGESUNDHEITKLNFDSBNPAUSENMLJHGFDSCVMLKCXSABEWEGUNGHBSCJLÖMNSCHNRAHMEN-
BEDINGUNGENLÖGFANGFEZFSCHLAFHYGIENEJKNMBRESFOLHPGESUNDEERNÄHRUNGJEDASBREIZTFLKJN-
BVCXSWWOHLBEFINDENKLREDSANJBVCFHOBBYSKNBVCDENTSPANNUNGSTECHNIKENKMNBVCKJHGFRTUR-
LAUBMLNBVFCFDUNKMBVCDSOZIALEUNTERSTÜTZUNGNKMBHZTREDSANERKENNUNGMKNBVGFRDVCGBNM-
KHTREDFSUPERVISIONMKNBHGFMUSIKMKNBVGFRUNBFREIZEITNKMBVFCDSEUI

24. Überlegen Sie, was Selbstpflege für Sie bedeutet und wie Sie am besten entspannen können.

____

____

____

____

____

____

____

____

____

____

____

____

Kapitel 10: Das Praktikum

1. Das Praktikum dient dazu, einen ersten Eindruck über das Berufsfeld zu vermitteln. Um potenzielle Streitpunkte und Unsicherheiten im Voraus zu vermeiden, empfiehlt es sich, einen Vertrag über diese Zeit abzuschließen. Nennen Sie die fünf wichtigsten Vertragsinhalte.

2. In einem Praktikum gibt es grenzwertige Bereiche. Bitte nennen Sie die Tätigkeiten, die zu unterlassen sind. Welche Tätigkeiten sollten Sie sich als Praktikantin oder Praktikant allein zutrauen? Begründen und kommentieren Sie. Sollte eine Praktikantin oder ein Praktikant

– Medikamente verteilen/verabreichen?

– Ausflüge mit mehreren zu betreuenden Menschen allein durchführen?

Bei Ausflügen aller Art, auch wenn es nur ein kurzer Spaziergang ist, sollte immer ein Mobiltelefon für Zwischenfälle mitgeführt werden. Es bietet Sicherheit und es kann schnell Hilfe angefordert werden, falls ein zu betreuender Mensch stürzt.

– Arzt- und Krankenhausbegleitungen durchführen?

Bei Begleitfahrten ist darauf zu achten, dass genügend Hintergrundinformation über die lnehmenden vorhanden sind. Zum Beispiel die Vorerkrankungen, Beschwerden und Medikamente. Für den Fall, dass die Untersuchung länger dauert, sollte im Vorfeld etwas zu Trinken/Essen eingepackt, oder genügend Geld mitgeführt werden. Des Weiteren ist ein Mobiltelefon für eventuelle Rücksprachen hilfreich.

Lösung Kapitel 1 – Aufgabe 1

Schülerindividuelle Antwort

Lösung Kapitel 1 – Aufgabe 2

Schülerindividuelle Antwort, Diskussion

Lösung Kapitel 1 – Aufgabe 3

Mögliche Kriterien:

- unkontrolliertes Verlassen des Wohnbereiches (Weglauftendenz)
- Verkennen oder Verursachen gefährdender Situationen
- unsachgemäßer Umgang mit gefährlichen Gegenständen oder potenziell gefährdenden Substanzen
- tätlich oder verbal aggressives Verhalten in Verkennung der Situation
- im situativen Kontext inadäquates Verhalten
- Unfähigkeit, die eigenen körperlichen und seelischen Gefühle oder Bedürfnisse wahrzunehmen
- Unfähigkeit zu einer erforderlichen Kooperation bei therapeutischen oder schützenden Maßnahmen als Folge einer therapieresistenten Depression oder Angststörung
- Störungen der höheren Hirnfunktionen (Beeinträchtigungen des Gedächtnisses, herabgesetztes Urteilsvermögen), die zu Problemen bei der Bewältigung von sozialen Alltagsleistungen geführt haben
- Störung im Tag-Nacht-Rhythmus
- Unfähigkeit, eigenständig den Tagesablauf zu planen und zu strukturieren
- Verkennen von Alltagssituationen und inadäquates Reagieren in Alltagssituationen
- ausgeprägtes labiles oder unkontrolliert emotionales Verhalten
- überwiegend Niedergeschlagenheit, Verzagtheit, Hilflosigkeit oder Hoffnungslosigkeit aufgrund einer therapieresistenten Depression

Lösung Kapitel 1 – Aufgabe 4

Wenn der beauftragte Gutachter bei dem Pflegebedürftigen wenigstens in zwei Bereichen, davon mindestens einmal aus einem der Bereiche 1 bis 9, dauerhafte und regelmäßige Schädigungen oder Fähigkeitsstörungen feststellt.

Lösung Kapitel 1 – Aufgabe 3

Ziel der „43b"-Kräfte ist es, eine Betreuungsarbeit zu leisten, die die Lebensqualität der betroffenen Heimbewohner verbessert, den Bewohnern mehr Zuwendung, Betreuung und Aktivierung sowie Wertschätzung entgegen bringt und ihnen mehr Teilhabe am Leben und Austausch mit anderen Menschen ermöglicht.

Lösung Kapitel 1 – Aufgabe 4

Oniergofdlvjwohlbefindenaenvopsychepositivbeeinflussendnvonwerndffnmotivierenljdsljsadlfjfbetreuenoweifbegleitenlxvlnldjjfgesprächeführenfskjdflnskdlsorgenundalltagteilenvdnfsicherheitgebenjfowinnsdldj

Lösungen

orientierenöasdjfängsteminderröalskdfjsozialervereinsamungentgegenwirkenasldkfjjfjsödjffähigkeitenund-wünschekennenundberücksichtigenasölkjgeschlechtundreligionrespektierenaölsdjfherkunftundlebensweg-respektierenvjjlsddvlnlasmmfdfördernundfordernaljsdflasndvmaoiwrihjh.

Lösung Kapitel 1 – Aufgabe 5

Betreuungsangebote sollen sich grundsätzlich an den Wünschen, Bedürfnissen und Möglichkeiten der Bewohner orientieren.

Schülerindividuelle Antwort

Lösung Kapitel 1 – Aufgabe 6

Mögliche Antworten zu den Sozialkompetenzen:

- Der Mensch als kompetentes und wertvolles Mitglied der Gemeinschaft wird im Vordergrund gesehen, die Krankheit mit ihren Einschränkungen im Hintergrund.
- ohne Berührungsängste und offen, neutral und neugierig auf Menschen zugehen und sich den vorliegenden Möglichkeiten anpassen können
- mit großer Wachsamkeit und Aufmerksamkeit die Arbeit ausführen und die Menschen im Blick haben, auch auf kleine Signale achten
- sich dem Menschen zuwenden, ihn ernst nehmen und eine „normale" Beziehung zu ihm aufnehmen, sich in die Lage des Gegenübers hineinversetzen können
- Freude daran zu haben, herauszufinden, was jemand mit Gesten oder Mimik sagen möchte
- aus jeder Situation das Beste machen können, mit geringen Mitteln und wenigen Möglichkeiten Angebote entwickeln können, sich auf Veränderungen einstellen können
- erlernte Wertvorstellungen („Das macht man nicht!") hinter sich lassen können, manches nicht auf sich persönlich beziehen
- mitfühlen, aber nicht mitleiden, erkennen, dass jeder Mensch sein eigenes Leben lebt, sich mit anderen über Belastendes aussprechen, Problemsituationen selbstkritisch betrachten
- erkennen, was ein Mensch kann und möchte, die eigenen Vorstellungen hinten anstellen, wenn es um Unterstützungsbedarf geht, sich als Unterstützer zur Verfügung stellen
- andere Mitarbeiter nicht unnötig belasten, sich absprechen und sich um den eigenen Arbeitsbereich verantwortlich kümmern, bei Problemen andere rechtzeitig informieren

Lösung Kapitel 1 – Aufgabe 7

mit anderen reden, auch wenn es schwierig wird, zuhören können, ausreden lassen

bereit sein zur Zusammenarbeit, herausfinden, wer welche Aufgaben hat, unterstützend arbeiten

sich mal etwas sagen lassen, eigene Überzeugungen verändern können

in die Schuhe des anderen schlüpfen und echtes Interesse an dessen Situation haben, den anderen verstehen wollen verstehen, dass jeder seine eigene Art hat etwas zu tun oder zu sagen

sich etwas zutrauen, mit Wissen und Können nicht hinter dem Berg halten und nicht alles so hinnehmen, wie es ist

eigene Ansprüche und Vorstellungen mit denen der anderen zusammenführen

vorhandene Strukturen in gewissem Maße respektieren und nicht alles auf einmal verändern wollen

überlegen, welche Konsequenzen eigene Handlungen oder Unterlassungen haben

Arbeiten ausführen, auch wenn sie unbequem sind, pünktlich und ordentlich arbeiten

Lösung Kapitel 1 – Aufgabe 8

Schülerindividuelle Antwort

Lösung Kapitel 1 – Aufgabe 9

Beobachten und wahrnehmen können, Gestik und Mimik verstehen und anwenden können, zuhören können, aus „Kauderwelsch" wichtige Inhalte herausfiltern können, einfach und angemessen laut und deutlich sprechen

Lösung Kapitel 1 – Aufgabe 10

Problemsituation	Kommunikative Fähigkeit	Eigene Ideen dazu
Beispiel: Bewohner redet „wirr", benutzt die falschen Worte für Gegenstände und Abstraktes. Die Worte und Sätze ergeben keinen Sinn mehr.	Genau zuhören können, hinter dem Gesagten einen Sinn finden. Den Bewohner sehr gut kennen, um zu verstehen was gemeint sein könnte. Fragen können. Die Stimmung wahrnehmen, mit der etwas gesagt wird.	Ich beurteile nicht, ob jemand „richtig" spricht, sondern ich versuche herauszubekommen, was mir derjenige zu sagen versucht, und unterstütze ihn oder sie beim Erzählen.
Bewohner beschimpft die ihn umgebenden Menschen. Er greift jeden an, der sich in seiner Nähe aufhält, macht abfällige Bemerkungen und benutzt Kraftausdrücke, manchmal droht er auch.	Nicht nur auf die eigenen Emotionen achten, sondern auch auf die des Verursachers. Welche Haltung steckt hinter diesem Verhalten, welche Gefühle und welche unbefriedigten Bedürfnisse und Wünsche? In Kontakt gehen und ernst nehmen.	Auch wenn ich mich ärgere und angegriffen fühle, weiß ich, dass der andere sich nicht anders ausdrücken kann. Ich gehe aktiv auf ihn zu und versuche, ihn und seine Motive zu verstehen.
Die Bewohnerin gibt nur noch Laute und ein stereotypes Wort von sich, sie wiederholt dies den ganzen Tag.	Validierender Kontakt in Form einer Akzeptanz der Möglichkeiten. Paraverbale Kommunikation ist durch Musik, Singen und Summen, Gedichte und Verse möglich.	Der Mensch braucht meine Stimme als Klangkörper, Gedichte und Lieder helfen durch ihren Klang und Takt bei der Erinnerung und Orientierung.

Lösungen

Problemsituation	Kommunikative Fähigkeit	Eigene Ideen dazu
Der Bewohner kann nach einem Schlaganfall nur noch mit Gesten und Augenbewegungen mitteilen, was er möchte und was nicht. Manchmal kommen „abgehackte“ Worte aus ihm wie herausgeschossen, dann erschrecken sich alle anderen.	Nonverbale Kommunikation anwenden. Mit Gegenständen, Gestik und Mimik arbeiten. Zeichen vereinbaren. Direkte Ansprache auf Augenhöhe, klare und langsame Sprache, Antwort und Reaktion abwarten können. Andere Bewohner im Umgang anleiten und an ihr Verständnis appellieren.	Dieser Mensch braucht viel Geduld und Ermunterung, um sich mitzuteilen. Es wird ihm schwer fallen. Er braucht Hilfe und Erfolge.
Bewohnerin weint und klagt bei jeder Gelegenheit, manchmal mehr als zwei Stunden ohne Pause. Bei jeder Ansprache beginnt sie sofort mit diesem Verhalten.	Mitfühlendes Verständnis zeigen. Das Verhalten nicht vertiefen durch Nachfragen. Bewohnerin in andere Gespräche verwickeln und in Tätigkeiten einbinden.	Manche Menschen verlieren sich in ihren Erinnerungen und Gefühlen. Da ist es manchmal hilfreich, abgelenkt zu werden und durchatmen zu können.

Lösung Kapitel 1 – Aufgabe 11

Ethik ist: eine innere Gesinnung und Haltung, beispielsweise dass man kein Fleisch essen möchte oder den Militärdienst verweigern will.

Moral ist: die Übereinstimmung von Menschen hinsichtlich der äußeren Sitten, Rechte und Wertungen, sie beschreibt die gültigen Regeln und Werte des gemeinsamen Zusammenlebens.

Lösung Kapitel 1 – Aufgabe 12

Schülerindividuelle Antworten

Lösung Kapitel 1 – Aufgabe 3

Einen Gegenstand zu kritisieren ist einfach, da er sich nicht angegriffen, beleidigt oder verletzt fühlen kann. Ist aber der Erschaffer des Gegenstands während der Kritik anwesend, wird es schon schwieriger, den Gegenstand zu kritisieren, weil der Erschaffer persönlich betroffen ist. Eine Handlung zu kritisieren ist sehr schwierig, weil eine Handlung eben nicht nur objektives Ergebnis eines bewertbaren Vorganges ist, sondern immer einen individuellen, also einen persönlichen Aspekt beinhaltet.

Lösung Kapitel 1 – Aufgabe 14

Jede Kritik sollte so geäußert werden, dass sie für die Kritisierten nachvollziehbar ist. Kritik deckt keine „Persönlichkeitsfehler“ auf. Das Ergebnis der Handlung wird dargestellt, Kritisierte erhalten die Gelegenheit zu erklären, wie sie zu dieser Handlung gekommen sind, warum sie sie so und nicht anders vorgenommen haben. Anhand von gegenseitigem Fragen und Erklären kann kritisch mit dem Prozess und dem Ergebnis umgegangen werden.

Lösung Kapitel 1 – Aufgabe 15

Machen Sie Ihren Kolleginnen deutlich, dass Sie beim nächsten Teamtreffen einen Konflikt besprechen möchten, und benennen Sie das Thema. Machen Sie deutlich, dass Ihnen an einer Lösung des Problems gelegen ist. Wenn keine Einigung erzielt werden kann, können Vorgesetzte dazu gebeten werden. Halten Sie, wenn möglich, die bekannten Kommunikationsregeln ein.

Lösung Kapitel 1 – Aufgabe 16

Gesprächspartner	Kompetenz	Inhalt des Gesprächs	Mögliches Ergebnis
Partner oder Freundin	Kann zuhören und kennt Sie gut.	Sie beklagen Ihre Lage, Sie können sich ausheulen, Sie können erklären, was mit Ihnen in der Situation passiert. Der Zuhörer kann Fragen stellen.	Kurzfristige Erleichterung, gut zum Druck ablassen, Vorbereitung auf ein Gespräch.
Direkte Vorgesetzte	Ist in Konfliktbearbeitung geschult, muss zuhören.	Sie schildern das Problem und die Folgen für Sie.	Die Vorgesetzte löst das Problem in der Gruppe und verbindlich.
PDL oder Heimleitung	Ist für die Lösung schwerer Konflikte und Fehlverhaltens zuständig.	Sie schildern das Problem und verlangen nach einer Lösung.	Es werden „neue Regeln" erlassen. Eventuell müssen einige Teammitglieder mit weiteren Gesprächen rechnen.
Kollegenteam	Ist für die Lösung von Konflikten zuständig, die direkt mit dem Aufgabenbereich zu tun haben.	Sie schildern das Problem und die Folgen für Sie.	Das Problem wird gelöst oder besteht weiterhin, oder verschärft sich.
Andere Kollegen	Sind nicht für die Konfliktlösung zuständig, können aber beraten.	Sie schildern das Problem und die Folgen für Sie. Sie suchen Verbündete.	Das Problem wird gelöst durch eine gute Beratung. Das Problem wird größer und im Haus bekannt. Die Kollegen lehnen es ab mit Ihnen darüber zu sprechen.
Konfliktpartner, die betroffene Kollegin	Ist die erste Ansprechpartnerin für dieses Problem und kann es mit Ihnen gemeinsam lösen.	Sie schildern das Problem und die Folgen für Sie. Sie machen der Konfliktpartnerin deutlich, dass Sie sie für die Verursacherin halten, und bitten Sie, eine Veränderung herbeizuführen.	Das Problem wird gelöst oder besteht weiterhin oder verschärft sich.

Lösung Kapitel 1 – Aufgabe 17

Wahrnehmen und Beobachten. Das bedeutet, dass Sie sich vorher bereits überlegen sollten, was sie vom Bewohner/von der Bewohnerin erfahren wollen und wie dies geschehen soll (z. B. über Medieneinsatz, Biografiebogen, Einbeziehung der Umgebung). Die Voraussetzung für eine gute Beobachtung eines Menschen ist, dass der Beobachter seine Wahrnehmung und Aufmerksamkeit wach hält und schult. Die Wahrnehmung

Lösungen

beschreibt einen Zustand der Offenheit, Wachheit und Berührbarkeit, der es ermöglicht, beobachtete Informationen innerlich zu verarbeiten.

Aktivieren und Begleiten. Das bedeutet, dass Sie Menschen in Ihrer Persönlichkeit und mit Ihren Möglichkeiten wahrnehmen können und Ihnen dadurch eine Erweiterung ihres Lebensraumes ermöglichen. Begleiten meint Folgen um zu beobachten und ermöglicht dem Bewohner/der Bewohnerin seine/ihre Aktivitäten in seiner/ihrer Weise und seinem/ihrem Tempo zu erledigen.

Planen und Dokumentieren. Das bedeutet, dass Sie die Bewohner/die Bewohnerinnen aufmerksam beobachten, aus Ihrer Beobachtung heraus eine individuelle Begleitung und Aktivierung erstellen (Planen) und die Wirkung dieser Angebote aufmerksam überprüfen und in Worte fassen (Dokumentieren).

Lösung Kapitel 2 – Aufgabe 1

- kalendarisches Alter
- funktionales Alter (Aktivität)
- biologisches Alter (Krankheiten, Aussehen), aber auch funktionales Alter (Geh-Einschränkungen)
- soziales Alter

Lösung Kapitel 2 – Aufgabe 2

ab einem Alter von 20 Jahren

Lösung Kapitel 2 – Aufgabe 3

genetische Faktoren

Umwelteinflüsse

Lebensstil (z. B. Rauchen)

Lösung Kapitel 2 – Aufgabe 4

Sie erklären, wie das Altern von Menschen unter bestimmten Bedingungen gut oder weniger gut verlaufen kann.

Lösung Kapitel 2 – Aufgabe 5

- Disengagement-Theorie: „Altern kann gut gelingen, wenn der alte Mensch sich rechtzeitig aus seinen früheren Rollen und Aktivitäten zurückzieht."
- Aktivitätstheorie: „Altern kann gut gelingen, wenn der alte Mensch weiterhin aktiv sein kann und gebraucht wird."
- Kontinuitätstheorie: „Altern kann gut gelingen, wenn der alte Mensch seine früher erworbenen Kenntnisse und Fähigkeiten so lange wie möglich aufrechterhalten und nutzen kann."
- Selektive Optimierung mit Kompensation: „Altern kann gut gelingen, wenn der Mensch seine Lebensbereiche reduziert und diejenigen auswählt, in denen er höchstwahrscheinlich positive Erfahrungen machen wird, und wenn er durch Nutzung von Hilfsmitteln Einschränkungen ausgleicht."
- Sozioemotionale Selektivitätstheorie: „Altern kann gut gelingen, wenn der alte Mensch sich zunehmend auf die ihm wichtigen, nahestehenden Beziehungen beschränkt."

Lösung Kapitel 2 – Aufgabe 6

Gesundheit …	
ist dauerhaft	muss nicht dauerhaft sein
hat psychische Anteile	bezieht sich nur auf körperliche Aspekte
bedeutet körperliche Fitness	bedeutet möglichst hohes Wohlbefinden
Gesund …	
können Menschen mit Behinderungen nicht sein	können sowohl Menschen mit als auch ohne Behinderungen sein
ist man nur bei der vollständigen Abwesenheit von Krankheit	kann man auch sein, wenn man einen Schnupfen oder eine andere leicht empfundene gesundheitliche Einschränkung hat

Lösung Kapitel 2 – Aufgabe 7

World Health Organization, Weltgesundheitsorganisation

Lösung Kapitel 2 – Aufgabe 8

- psychischer Bereich: seelischer Bereich, psychische Erkrankungen
- sozialer Bereich: soziale Bedingungen, die zu einem krankhaften Zustand führen können.

Lösung Kapitel 2 – Aufgabe 9

Alzheimer-Demenz; Lewy-Body-Demenz; Frontotemporale Demenz; Vaskuläre Demenz

Lösung Kapitel 2 – Aufgabe 10

- Gedächtnisstörungen, Neues kann nicht mehr gemerkt werden, altes Wissen wird vergessen
- zunehmender Verlust der Sprachfähigkeit
- Einschränkung der Alltagsfähigkeiten
- Verlust der Fähigkeit, zu planen und (nach allgemein üblichen Kriterien) sinnvoll urteilen zu können
- Probleme bei der Orientierung (zeitlich, räumlich)
- unübliches Sozialverhalten

Lösung Kapitel 2 – Aufgabe 11

„neuro“ = neuronal, die Neuronen/Nervenzellen betreffend; „degenerativ“ = zurückbildend, verfallend; „neurodegenerativ“ = auf dem Abbau der Nervenzellen beruhend

Lösung Kapitel 2 – Aufgabe 12

optische Halluzinationen; ständige Fluktuationen/Veränderung der kognitiven Fähigkeiten über den Tag; Verlangsamung; Zittern; Gleichgewichtsprobleme

Lösungen

Lösung Kapitel 2 – Aufgabe 13

Übergewicht, Bewegungsmangel, Rauchen und Bluthochdruck

Lösung Kapitel 2 – Aufgabe 14

Deutliche Wesensveränderung, stark verändertes Sozialverhalten: Die Betroffenen sind oft nicht mehr in der Lage, sich angemessen zu verhalten, was insbesondere für Angehörige, die sie über Jahre ganz anders kannten, schwer auszuhalten ist.

Lösung Kapitel 2 – Aufgabe 15

typischer Verlauf der Veränderungen	Alzheimer-Demenz	Vaskuläre Demenz
langsam, gleichmäßig	X	
stufenförmig, plötzlich		X

Lösung Kapitel 2 – Aufgabe 16

1. Frühdemenz
2. leichte Demenz
3. mittelschwere Demenz
4. schwere Demenz

Lösung Kapitel 2 – Aufgabe 17

Unterstützungsbedarf	Frühdemenz	Leichte Demenz	Mittelschwere Demenz	Schwere Demenz
Unterstützung bei der Haushaltsführung		X		
Hilfe bei der Körperpflege			X	X
Versorgung der Ausscheidung				X
Hilfe beim Essen und Trinken			X	X

Lösung Kapitel 2 – Aufgabe 18

1. Körperfunktion: z. B. Rückenmarkschädigung
2. Körperstruktur: z. B. Querschnittslähmung
3. Aktivität und Teilhabe: z. B. Berufsunfähigkeit
4. Umweltfaktoren: z. B. Isolierung

Lösung Kapitel 2 – Aufgabe 19

1. Körperbehinderungen: Lähmung, Fehlen von Gliedmaßen
2. Sehbehinderung: Blindheit

3. Hörbehinderung: Taubheit
4. Sprachbehinderung: Aphasie

Lösung Kapitel 2 – Aufgabe 20

Das Einbeziehen von Menschen mit Behinderungen in ein bestehendes System nennt man Integration. Demgegenüber steht die Inklusion, die Anpassung des Systems an das Individuum.

Lösung Kapitel 2 – Aufgabe 21

Bewohner ist bei klarem Bewusstsein: Fachkraft informieren, Traubenzucker geben

Bewohner ist bei eingetrübten Bewusstsein: Seitenlage, Notruf

Lösung Kapitel 2 – Aufgabe 22

W	E	T	Ü	L	A	U	S	S	C	H	E	I	D	U	N	G	Z	T	H
K	K	L	B	E	O	I	M	Z	L	S	T	V	B	X	W	Ö	Q	R	U
L	A	B	E	E	M	L	Ö	Ä	X	H	V	B	N	U	I	C	H	T	N
E	K	S	L	M	N	O	P	B	A	R	Ü	T	Z	O	P	H	C	A	G
I	B	E	K	L	M	Y	A	R	E	T	Z	F	L	I	G	E	U	M	E
D	A	N	E	B	N	E	D	N	U	W	C	D	E	G	K	L	R	Ü	R
U	B	S	I	K	M	Ä	U	W	E	I	U	Z	T	G	T	A	E	D	S
N	S	I	T	A	A	V	R	B	C	Ä	O	S	L	I	T	A	G	I	E
G	K	B	L	M	M	A	S	E	S	Ä	P	O	S	Ö	L	S	R	W	I
Ä	E	I	R	T	E	N	T	M	N	J	K	O	L	T	K	P	G	P	Ö
M	K	L	A	E	I	T	Z	R	E	K	M	N	Z	A	S	B	V	N	A
W	Q	I	N	F	E	K	T	I	O	N	E	N	A	Y	Ü	E	B	N	A
B	N	T	M	K	L	I	O	P	T	Z	U	H	C	B	M	N	I	Ö	P
M	N	Ä	V	X	W	Q	A	L	K	M	I	H	Ö	L	E	I	D	N	P
V	A	T	S	D	I	K	J	L	Ü	P	E	M	L	Ö	T	Z	A	R	T
S	C	W	E	I	S	S	K	L	A	D	T	I	E	K	G	I	D	Ü	M
L	Ö	B	H	A	U	T	F	A	R	B	E	V	B	A	I	U	D	O	K
T	R	A	U	B	E	N	Z	U	C	K	E	R	L	Ä	A	R	D	E	K
Q	W	E	I	O	Ü	M	N	G	N	U	G	N	E	R	T	S	N	A	T
B	N	E	R	T	Z	U	N	G	V	F	D	E	L	Ö	B	A	E	R	S

Lösungen

Lösung Kapitel 2 – Aufgabe 23

Nervensystem: z. B. Morbus Parkinson

Skelettsystem: z. B. Rheuma

Herz-Kreislauf: z. B. Arteriosklerose

Lösung Kapitel 2 – Aufgabe 24

Information bei der Fachkraft einholen, gut beobachten, Informationen an die Fachkraft weitergeben, Hilfsmittel anbieten, psychische Befindlichkeiten beachten, Zeit und Geduld, Selbstständigkeit erhalten, Anstrengungen/Überforderungen vermeiden

Lösung Kapitel 2 – Aufgabe 25

Luftnot, Beklemmungsgefühl in der Brust, Panik, Angst, große Unruhe, Bewusstseinseintrübung, Hautfarbenveränderung, plötzliches Anschwellen einer Extremität/Gesicht, plötzlich stechende Schmerzen

Lösung Kapitel 3 – Aufgabe 1

Die betreuten Frauen deuten das Schweigen so, dass die Praktikantin sie ignoriert und nichts mit ihnen zu tun haben will. Das Verhalten von Helena Leitner, in der Wohnküche zu stehen und zu schweigen, wird von den betreuten Frauen als Aussage verstanden: „Ich will nichts mit Ihnen zu tun haben." Wenn man sich unsicher fühlt, reichen Lächeln und Herstellen von Blickkontakt zuerst einmal aus, um die unbewusste Botschaft des Schweigens („Ich interessiere mich nicht für Sie.") auszugleichen. Wenn der Blickkontakt erwidert wird, kann sich ein ganz normales Alltagsgespräch ergeben, über den Sonnenschein, die Blumen auf dem Tisch, den Essensgeruch, der schon durchs Haus zieht.

Lösung Kapitel 3 – Aufgabe 2

1. Mimik
2. Gestik
3. Blickkontakt
4. Körperhaltung
5. soziale Distanz

Lösung Kapitel 3 – Aufgabe 3

- Mimik: Herr Linse verzieht schmerzvoll das Gesicht, er hat Schmerzen, was von der Alltagsbegleiterin richtig gedeutet wird.
- Gestik: Herr Linse macht abweisende Handbewegungen, er möchte die Berührungen/Unterstützung nicht, was von der Alltagsbegleiterin nicht beachtet wird.
- Frau Mindelhoff wahrt aus falsch verstandener Fürsorge nicht die notwendige körperliche Distanz (sozialer oder zumindest persönlicher Raum wäre dieser Situation angemessen) und berührt Herr Linse in einer Situation, in der dies eindeutig nicht notwendig und daher nicht angemessen ist, denn Herrn Linse

hat einen sicheren Stand, und hat lediglich Schmerzen in den Händen, er benötigt keine stützende Hilfe. Da Herr Linse deutlich zeigt, dass er trotz Schmerzen weiterarbeiten möchte, gibt es vorerst keinen Grund, hier einzugreifen.

Die Begleiterin sollte dennoch aufmerksam bleiben, um Zeichen der Überforderung durch die Schmerzen bei Herrn Linse rechtzeitig zu erkennen.

Lösung Kapitel 3 – Aufgabe 4

1. Sachinformation
2. Beziehungsinformation: Information über die Beziehung, wie sie der Sprecher sieht
3. Selbstkundgabe: Information über sich selbst
4. Appell: (implizite) Aufforderung an den Zuhörer

Lösung Kapitel 3 – Aufgabe 5

Sachinformation: „Hier liegen viele Sachen rum." „Auf dem Tisch liegen viele Sachen." Falsch wäre: „Hier ist es unordentlich.", denn das ist bereits eine persönliche Wertung. Objektiv beschreibbar sind die Gegenstände auf dem Tisch.

Selbstkundgabe: „Ich fühle mich gestört und finde es unordentlich. Ich bin total genervt." Falsch wäre: „Milena nervt mich mit ihrer Unordnung.", denn das ist der Beziehungsaspekt. Hier geht es nur um das innere Erleben der Senderin.

„Kein Mensch räumt hier auf, alles liegt rum – immer nach der Morgenrunde der Alltagsbegleitung sieht es hier total unordentlich aus!"

Appell: „Räum auf!", „Lass nicht alles liegen!", „Kümmere Dich um Deine Aufgaben."

Beziehungsinformation: „Das ist die Aufgabe der Alltagsbegleiterin, hier für Ordnung zu sorgen (nicht meine). Milena nervt (mich) mit ihrer Unordnung."

Lösungen

Diese Lösungssätze sind nur Beispielsätze, die Ihnen eine Idee geben sollen, was gemeint sein könnte. Ihre Antworten sind auch richtig, wenn Sie den jeweiligen Aspekt herausgefiltert haben, aber eine etwas andere Variante wahrgenommen und benannt haben.

Lösung Kapitel 3 – Aufgabe 6

Grundhaltung 1 = Wertschätzung

- grundsätzlich freundlich und offen sein
- anerkennen, was auch immer der andere Mensch gerade tut
- vermeiden jeglicher Abwertungen oder Beleidigungen

Grundhaltung 2 = Empathie

- sich in die Situation eines anderen Menschen gedanklich hineinversetzen
- die Körperhaltung eines anderen Menschen einnehmen und spüren, wie sich das anfühlt; zeigen, dass man zuhört und da ist

Grundhaltung 3 = Echtheit

- eigene Gefühle wahrnehmen
- sich seines eigenen inneren Erlebens bewusst werden
- Verantwortung für die eigenen Gefühle übernehmen

Lösung Kapitel 3 – Aufgabe 7

- eigene Gefühle und Reaktionen auf den anderen Menschen wahrnehmen
- sich klarmachen, dass man selbst die Verantwortung für diese Gefühle hat
- dem anderen Menschen nur so viel davon mitteilen, wie er oder sie zum Verständnis der Situation wirklich braucht
- vermeiden, dem Menschen mit Demenz seine eigenen Probleme, Gefühle und Geschichten zu erzählen

Lösung Kapitel 3 – Aufgabe 8

- mit Interesse zuhören
- Blickkontakt, Nicken, Bestätigungen („Ja“, „Aha“)
- Gesprächsinhalt mit eigenen Worten wiedergeben
- mit eigenen Worten wiedergeben, was man glaubt verstanden zu haben

Lösung Kapitel 3 – Aufgabe 9

auf Augenhöhe gehen, nicht von oben herab ansprechen, Blickkontakt als Erstkontakt, deutliche Aussprache, klar artikulieren, langsam sprechen, nur von vorne ansprechen

Lösung Kapitel 3 – Aufgabe 10

- Kontaktaufnahme erfolgt bewusst durch die Alltagsbegleiterin.
- Begleiterin reagiert auf Kontaktversuche.
- Begleiterin geht mit den Themen des Menschen mit Demenz mit – der Mensch mit Demenz bestimmt das Gesprächsthema.
- Der Mensch mit Demenz wird grundsätzlich ernst genommen und in seinem Sein anerkannt.
- Antriebe und Gefühle des Menschen mit Demenz werden durch die Begleiterinnen gespiegelt.

Lösung Kapitel 3 – Aufgabe 11

eine Denkstörung

Lösung Kapitel 3 – Aufgabe 12

Verarmungswahn, Verfolgungswahn

Lösung Kapitel 3 – Aufgabe 13

Ein Mensch mit Wahnvorstellungen ist von diesen nicht abzubringen. Stattdessen soll man akzeptieren, dass diese Vorstellung für ihn gerade wichtig und bedeutungsvoll ist, ohne sie durch konkretes Nachfragen zu verstärken.

Lösung Kapitel 3 – Aufgabe 14

Sie haben andere biografische Erfahrungen gemacht und daher oft andere Gesprächsthemen (Ehe, Elternschaft, Berufstätigkeit sind meist keine Themen, dafür das Leben und Arbeiten in einer Werkstatt und Wohngruppe); sie haben meist weniger enzyklopädisches Wissen; sie nutzen meist eine vereinfachte Grammatik, die auch als einfache oder leichte Sprache bezeichnet wird.

Lösung Kapitel 3 – Aufgabe 15

Beispielsatz	Leichte/einfache Sprache
Draußen sieht es nach Regen aus, wir sollten wohl besser einen Regenschirm mitnehmen.	Draußen sind dunkle Wolken. Es regnet vielleicht gleich. Wir nehmen einen Regenschirm mit.
Vielleicht mögen Sie sich schon hinsetzen, das Essen wird gleich fertig sein.	Setzen Sie sich bitte an den Tisch. Es gibt Essen.
Ich helfe Ihnen jetzt beim Anziehen, denn Sie bekommen gleich Besuch von Ihrem Bruder, der mit Ihnen spazieren gehen will.	Ihr Bruder ist da. Er möchte mit Ihnen spazieren gehen. Ich helfe Ihnen beim Anziehen Ihrer Jacke.

Lösung Kapitel 3 – Aufgabe 16

Übergabe, Supervision, Teambesprechung, Fallbesprechung, Übergabe- oder Dienstbuch

Lösungen

Lösung Kapitel 3 – Aufgabe 17

anderen Menschen zu helfen, gebraucht zu werden, sinnvolle Nutzung der eigenen Zeit/des Ruhestands, etwas zurückzugeben, was man selbst an Gutem im Leben bekommen hat, neue Erfahrungen zu machen, das Arbeitsfeld kennenlernen

Lösung Kapitel 3 – Aufgabe 18

- beim Umgang mit herausforderndem Verhalten
- bei der Bewältigung der Tatsache, dass der Vater/Ehemann bzw. die Mutter/Ehefrau sich dauerhaft verändert
- bei der Sterbebegleitung
- bei der Bewältigung von Schuldgefühlen

Lösung Kapitel 3 – Aufgabe 19

höflich bleiben, sich abgrenzen, die Vorgesetzte informieren, den Angehörigen mit seinem Ärger oder seiner Beschwerde an die Vorgesetzte verweisen

Lösung Kapitel 3 – Aufgabe 20+

Merkmale	Ausmaß
Laute Musik u. Geräusche auf belebter Straße werden nicht mehr gehört.	gering
Grundgeräusche (fließender Verkehr durch geschlossenes Fenster) werden nicht mehr gehört.	mittelgradig
Zustand völliger Gehörlosigkeit	hochgradig
Ticken der Armbanduhr wird nicht mehr gehört.	an Taubheit grenzend
Normale Unterhaltung kann trotz Blickkontakt nicht mehr gehört werden.	Taubheit

Lösung Kapitel 3 – Aufgabe 21

- Geräte niemals der offenen Sonne oder einer heißen Heizung aussetzen.
- zum Baden und Duschen Hörgerät immer entfernen
- Geräte in dafür vorgesehenen Etuis lagern.
- Hörgerät niemals hart auf den Boden fallenlassen
- Kontakt zu chemischen Lösungsmitteln kann Gerät schädigen

Lösung Kapitel 3 – Aufgabe 22

1. Vertrauen aufbauen und über alle Maßnahmen informieren
2. alle unnötigen Geräuschquellen ausschalten
3. nicht lauter, sondern deutlich und langsam sprechen
4. Dialekt vermeiden und einfache, klare Sätze sprechen
5. kleine Gesprächspausen einlegen

Lösung Kapitel 3 – Aufgabe 23

MARKIERUNGENMKNBHLPOIZNUNGKONTRASTETZBNMKOHLOUNGÜÖJUNGEBRILLENKMUNGTIERBLINDENSTOCKRGTZUNBGFDLESELUPEVHUNBGTRESDMLKNMKJUHGZTRVVBHNTELEFONMITGROSSENTASTENNOKJNUNGFRETASCHENFERNROHRBJNINGREISSBREFLEXSTREIFENMKNHBGFTBLINDENSCHRIFTNKMJNBHGVGFVOKLMNBHGTFRDDESGERÄTEMITSPRACHAUSGABENMKINVGMNKNHUBGFRDBVCMNKUNBGFDTFVBHGBM

Lösung Kapitel 3 – Aufgabe 24

- beim Betreten des Raumes durch Ansprechen oder Geräusche bemerkbar machen
- Person direkt ansprechen, Handlungen ankündigen
- Hindernisse beseitigen oder darauf hinweisen, zum Führen den Arm reichen und Sicherheit geben
- Person nicht schieben oder vorwärts stoßen
- Absätze, Treppen, An- und Abstiege immer rechtzeitig ankündigen
- Gebrauchsgegenstände immer an gewohnter Stelle platzieren
- wichtige Gegenstände immer griffbereit legen
- Speisen und Getränke immer gleich platzieren bzw. beschreiben (z. B. Vorstellung einer Uhr als Hilfe; „Kartoffeln auf 9 Uhr!")

Lösung Kapitel 3 – Aufgabe 25
Spracheinschränkungen

Das Sprachvermögen ist das wichtigste Kommunikationsmittel, das Menschen zum Informationsaustausch zur Verfügung steht. Störungen in diesem Bereich werden auch als Aphasien bezeichnet und können bis zum Verlust der erworbenen Sprache führen. Als Sprachstörung bezeichnet man eine Beeinträchtigung des kommunikativen Gebrauchs der Sprache. Eine Sprachstörung ist eine Störung der gedanklichen Erzeugung von Sprache. Sprachaufbau und Sprachvermögen sind beeinträchtigt. Im Gegensatz dazu ist bei der Sprechstörung die motorische Erzeugung von Lauten betroffen. Sprach- und Sprechstörung können auch gemeinsam auftreten. Es kann der Prozess des Verstehens ebenso wie der der Sprachproduktion, sprich der Artikulation, betroffen sein. Sprachstörungen werden durch Erkrankungen des Gehirns, z. B. durch einen Schlaganfall, Blutungen oder Tumoren hervorgerufen. Sprachstörungen können folgende Ebenen betreffen: Artikulation, Redefluss, Stimme, Atmung und Sprechplanung.

Lösung Kapitel 3 – Aufgabe 26

Sprachverständnisstörungen und Wortfindungsstörungen, Stereotypien (stereotypes Wiederholen mehr oder weniger passender Äußerungen), Lautersetzungen (Vertauschung, Ersetzung, Auslassung oder Hinzufügung falscher Laute im Wort), eingeschränktes Sprachgedächtnis, Störung der Sprachmelodie, Schreib- und Lesefähigkeit

Lösung Kapitel 3 – Aufgabe 27

- Person nicht entmündigen
- Ruhe vermitteln und Zeit einplanen
- Hintergrundgeräusche vermeiden

Lösungen

- Blickkontakt halten
- Unterbrechungen vermeiden
- Fehler nicht korrigieren
- langsam, deutlich sprechen in einfachen, kurzen Sätzen
- Gestik und Mimik einsetzen

Lösung Kapitel 3 – Aufgabe 28

Sinn	Stimulation
Hören	Modulation und Lautstärke der Stimme ruft Gefühle hervor; Musik kann Stimmungen beeinflussen.
Sehen	Bilder, Umgebung, Filme, Blumen, Farben, Mimik
Schmecken	Der Geschmackssinn ist mit dem Geruchssinn eng verbunden, Geschmack kann Emotionen, Erinnerungen und Wohlbefinden auslösen.
Fühlen	Über die Haut lassen sich Körperfunktionen und Gefühle beeinflussen (beruhigendes Streicheln, stimulierende Einreibung, über den Kopf streichen).
Gleichgewicht	Schaukeln (Sessel, Hollywoodschaukel) wirkt entspannend.
Riechen	Düfte haben Auswirkungen auf die Stimmung und Körperfunktionen (Aromatherapie).

Lösung Kapitel 3 – Aufgabe 29

1. TTS
2. SPRECHHILFEN
3. GERÄTE
4. SYMBOLTAFELN
5. SPRACHAUSGABE
6. BUCHSTABEN
7. SPRACHAUSGABE

Lösung Kapitel 4 – Aufgabe 1

Geistige Leistungsfähigkeit	Körperliche Leistungsfähigkeit
Verbesserung der Stimmungslage	Verbesserung verschiedener Körperfunktionen
Verbesserung der Alltagskompetenz	mehr Fitness
Verbesserung der Wahrnehmungsfähigkeit	Verbesserung der Balance
Verbesserung des Denkens	mehr Kraft
Verminderung von Schlafstörungen	mehr Ausdauer

Lösung Kapitel 4 – Aufgabe 2

Kontaktbedürfnisse (Zugehörigkeit), Bedürfnis nach Bewegung, Bedürfnis nach vertrauten Tätigkeiten und Erfahrungen (Biografiearbeit)

Lösung Kapitel 4 – Aufgabe 3

Eine Kegelbahn gab es fast in jedem Dorf in der Dorfgaststätte, Kegeln war lange Jahre eine Art „Volkssport" in Deutschland. Sehr viele alte Menschen verknüpfen Spaß, Freundschaft und allgemein schöne Erlebnisse mit dem Kegeln.

Höhere Lebensqualität durch soziale Kontakte und Bewegungsförderung

Lösung Kapitel 4 – Aufgabe 4

Welcher Rhythmus ist beim Sundowning-Phänomen gestört? der Tag-Nacht-Rhythmus

Zu welcher Tageszeit tritt es auf? zum Sonnenuntergang („sundown")

Woran mangelt es den betroffenen Menschen? an Licht/Tageslicht; an Melatonin

Welches auffällige Verhalten zeigen sie in dieser Zeit? Unruhe

Was ist hilfreich, um dem Sundowning vorzubeugen? regelmäßiger Tagesablauf, feste Zeiten; Vermeidung von gestörtem Nachtschlaf

Lösung Kapitel 4 – Aufgabe 5

Zeit, Ort, Situation und Person

Lösung Kapitel 4 – Aufgabe 6

Bedürfnis nach Wertschätzung, als wichtig und wertvoll angenommen zu werden

Lösung Kapitel 4 – Aufgabe 7

Bezeichnung des Ansatzes	Name der Begründerin	Annahme/grundlegendes Prinzip
Validation nach Feil	Naomi Feil	Desorientiertes Verhalten ist Ausdruck ungelöster Probleme. Begleiter begeben sich auf die Wirklichkeitsebene des Menschen mit Demenz und akzeptieren diese als ihre Wirklichkeit. Symbole, die der alte Mensch verwendet, müssen gedeutet werden.
Integrative Validation	Nicole Richard	Menschen mit Demenz muss ein Gefühl der Zugehörigkeit und Sicherheit vermittelt und ihre Identität gestärkt werden. Dies geschieht u. a. durch Annehmen und Spiegeln ihrer Gefühle und Antriebe.

Lösungen

Lösung Kapitel 4 – Aufgabe 8

1. Wahrgenommenes Gefühl: Wut

Möglicher Satz: „Sie platzen gleich vor Wut." Oder „Das macht Sie ganz wütend, dass Sie nicht aufstehen können." Oder: „Sie sind sehr wütend."

2. Wahrgenommenes Gefühl: Ärger, Empörung

Möglicher Satz: „Sie wissen ganz genau, wie man sich zu benehmen hat." Oder „Das gefällt Ihnen gerade gar nicht." Oder „Das ärgert Sie sehr."

Lösung Kapitel 4 – Aufgabe 9

1. am 01.09.1939 mit dem Einmarsch deutscher Truppen nach Polen
2. 1948
3. 1977, u. a. die Entführung und Ermordung des Arbeitgeberpräsidenten Hanns Martin Schleyer und die Entführung des Lufthansa-Flugzeugs Landshut
4. 1961
5. Letzter Fluchtweg für Flüchtlinge aus Ostpreußen; nachdem die Rote Armee ihnen den Landweg abgeschnitten hatte, mussten sie auf ihrem Weg nach Westen über das zugefrorene Haff ausweichen, wobei tausende Menschen starben.
6. John F. Kennedy, 1962
7. 1969, Neil Armstrong
8. Heinz Rühmann

Lösung Kapitel 4 – Aufgabe 10

Hobbys/Freizeitaktivitäten, Rituale und Gebräuche für Feste und Jahreszeiten, gewohnte Tagesstruktur, Gewohnheiten in der (eigenen) Hauswirtschaft, Essbiografie

Lösung Kapitel 4 – Aufgabe 11

Pflege, die die kulturellen, religiösen und sozialen Regeln und Gebräuche aller Menschen, auch von denen aus anderen Ländern und Kulturen berücksichtigt.

Lösung Kapitel 4 – Aufgabe 12

Pflanze	ungiftig	giftig
1 Blauregen (Wisteria)		X
2 Lavendel (Lavandula)	X	
3 Efeu, Gemeiner Efeu (Hedera helix)		X
4 Roter Fingerhut (Digitalis purpurea)		X
5 Borretsch (Borago officinalis)	X	

Pflanze	ungiftig	giftig
6 Kartoffel (Solanum tuberosum)		X
7 Kapuzinerkresse (Tropaeolum)	X	
8 Maiglöckchen (Convallaria majalis)		X
9 Eisenhut (Aconitum)		X
10 Flieder (Syringa)	X	
11 Wurmfarne (Dryopteris)		X
12 Vergissmeinnicht (Myosotis)	X	

Lösung Kapitel 4 – Aufgabe 13

Richtig ist Antwort b) 10–20 Minuten

Lösung Kapitel 4 – Aufgabe 14

- Vermeidung von Reizmangel
- Erinnerungen wecken
- Langzeitgedächtnis ausschöpfen
- positive Gefühle empfinden

Lösung Kapitel 4 – Aufgabe 15

Urlaub	Kochen	Handwerk
Postkarte	Vanillinzucker	Nägel
Landkarte	Kochlöffel	Hammer
Cabrio	Kochtopf	Arbeitshandschuh

Lösungen

Lösung Kapitel 4 – Aufgabe 16

Methode	Information
Beobachtung der zu betreuenden Person	Information über das Demenzstadium
Zusammenarbeit mit der Pflege	biografische Hintergrundinformationen
Zusammenarbeit mit Angehörigen/Betreuern	vorhandene Fähigkeiten/Ressourcen

Lösung Kapitel 4 – Aufgabe 17

Sprache	Kognition	Grob- und Feinmotorik
Formulierung der Sätze	Konzentration	Beweglichkeit
Lautstärke	Merkfähigkeit	Finger-Hand-Koordination
	Auffassungsvermögen	Hand-Auge-Koordination
	Orientierung	

Lösung Kapitel 4 – Aufgabe 18

Begrüßung, Verlauf und Ausklang

Lösung Kapitel 4 – Aufgabe 19

75 Minuten

Lösung Kapitel 4 – Aufgabe 20

30 Minuten

Lösung Kapitel 4 – Aufgabe 21

Ermüdung, verstärkter Bewegungsdrang, Aggression

Lösung Kapitel 4 – Aufgabe 22

Sicherheit geben, Erinnerungen wecken, Sinnesanregungen ermöglichen, Wertschätzung vermitteln, Selbstwertgefühl stärken

Lösung Kapitel 4 – Aufgabe 23

Angebote	Ziele
Spiele	Erhaltung des Sozialverhaltens Stärkung des Selbstvertrauens
Gestalterische und handwerkliche Tätigkeiten	Unterstützung von Hobbys Förderung der Fein- und Grobmotorik
Bewegung	Erhaltung der Motorik Förderung der Körperwahrnehmung
Garten- und Haustierpflege	Förderung von Sinneswahrnehmungen Erhaltung der Selbstständigkeit jahreszeitliche Orientierung
Singen und Musik	Spaß und Lebensfreude Förderung der Kontaktfähigkeit
Hauswirtschaftliche Tätigkeit	Unterstützung der Orientierung Erhaltung von Ritualen
Erinnerung und Biografie	Stabilisierung des Langzeitgedächtnisses Förderung der Kommunikation

Lösung Kapitel 4 – Aufgabe 24

kulturelles Erleben, Förderung von Kontakten und Kommunikation, positives Erleben

Lösung Kapitel 4 – Aufgabe 25

- dass ausreichend Personal für die Begleitung zur Verfügung steht,
- dass das Gelände auch mit Rollstühlen begehbar ist,
- dass ein seniorengerechter Transport möglich ist,
- dass alle notwendigen Medikamente mit gereicht und rechtzeitig gestellt werden,
- dass Toiletten vor Ort sind

Lösungsvorschlag Kapitel 4 – Aufgabe 26
Planung eines Festes:

Punkt 1:

- Herbstfest
- Thema „Bayrisches Oktoberfest“
- Ideen dazu: Dirndl und Lederhosen für die Angestellten; zünftiges Essen; passende Musik; passende Dekoration und Musik

Lösungen

Punkt 2:

- Zeitpunkt: Oktober
- Tag: Ein Wochenende für den Termin empfiehlt sich, wenn möglichst viele Angehörige eingeladen werden sollen.
- Uhrzeit: muss an die Abläufe in der Einrichtung angepasst sein. Der Beginn kurz vor dem Kaffeetrinken bis kurz nach dem Abendessen ist eine gute Zeit, um alle Angebote unterzubringen.

Punkt 3:

Da das Wetter im Herbst schon unbeständiger ist, empfiehlt es sich, das Fest im Haus auszurichten. Vielleicht besteht die Möglichkeit, angeschlossen an einen Wintergarten unter einem Pavillon zu feiern.

Punkt 4:

Betreuungsteam:

- kümmert sich hauptsächlich um die zu betreuenden Menschen und die Gäste
- spielt geeignete Spiele, wie z. B. bayrischer Nagelbalken, Dosenwerfen, Tanzspiele
- schmückt die Räumlichkeiten
- besorgt Trachtenkleidung für das Personal

Interne Küche:

- bereitet die Mahlzeiten zu, oder ein Partyservice

Pflegepersonal:

- kümmert sich um die Begleitung, Toilettengänge, Ankleidung und Medikamente

Punkt 5:

- Es soll in den typisch bayrischen Farben blau/weiß geschmückt werden.
- Girlanden können mit den zu betreuenden Menschen vorher gemeinsam gebastelt werden.
- Luftballons und Tischdekoration in blau/weiß
- Eine Trachtengruppe könnte auftreten und eine Schützenkapelle aus dem Nachbarort passende Oktoberfestmusik spielen.

Punkt 6:

Es können Brezeln und Weißwurst, Kasseler mit Sauerkraut, verschiedene Biersorten (mit und ohne Alkohol!), Apfelstrudel zum Kaffee angeboten werden. (Auch an Kinder denken!) Das Personal ist informiert und hat eine Kopie des Programms zur Hand.

Punkt 7:

Einladungen werden von der Heimleitung oder dem Betreuungsteam geschrieben und vier Wochen vorher versendet.

Lösung Kapitel 4 – Aufgabe 27

Schülerindividuelle Antwort. Mögliche Problemstellungen: Biografiearbeit; bekommt Frau Maier genügend Zuwendung/Aufmerksamkeit?

Lösung Kapitel 4 – Aufgabe 28

- sinnvolle Tagesgestaltung von Frau Maier
- Tritt das Verhalten nur bei Frau Berthold auf?
- Validation

Lösung Kapitel 4 – Aufgabe 29

- Absprache mit Frau Berthold und deren Angehörigen; ggf. Zimmertausch
- Aufklärung und Einbeziehung der Tochter von Frau Maier
- Teamabsprachen

Lösung Kapitel 4 – Aufgabe 30

Biografiearbeit, Probleme und Ressourcen, kulturelle und religiöse Besonderheiten, Sprachvermögen; Ansprechpartner bei den Angehörigen

Lösung Kapitel 4 – Aufgabe 31

Krieg, Hunger, Vertreibung, Tod von Familienangehörigen, Verlust der Existenz, Arbeitslosigkeit

- Die Emotionen können im hohen Alter wieder auftreten.
- Biografiearbeit notwendig
- Umgang mit Verlusten kann sehr unterschiedlich sein.
- Schuldgefühle können auftreten, die nicht bewältigt wurden
- Trauer kann auftreten

Lösung Kapitel 4 – Aufgabe 32

- behutsamer und sensibler Umgang
- Vermeidung angstauslösender Situationen
- Biografiearbeit
- Ruhe und Geduld
- gute Lichtquelle
- gute Information
- Entspannung

Lösung Kapitel 4 – Aufgabe 33

Der Begriff „Palliativ" kommt vom lat. Pallium und bedeutet Mantel, umhüllen. Palliativpflege bedeutet deshalb lindernde, umhüllende Pflege.

Lösungen

Lösung Kapitel 4 – Aufgabe 34

1. im Sterben nicht allein sein
2. an einem vertrauten Ort sterben
3. inmitten vertrauter Menschen sterben
4. ein Sterben ohne Leiden
5. Regelung letzter Dinge
6. Sinnfindung

Lösung Kapitel 4 – Aufgabe 35

neuer Welt- und Selbstbezug	(T)
Annahme und Akzeptanz	(S)
Verhandeln	(S)
aufbrechende Emotionen	(T)
Trauer/Depression	(S)
Wut	(S)
nicht wahrhaben wollen	(T)
suchen und sich trennen	(T)
Weigerung, die Wahrheit anzunehmen	(S)

Lösung Kapitel 4 – Aufgabe 33

Schülerindividuelle Antwort

Lösung Kapitel 4 – Aufgabe 37

Artikel 1: Selbstbestimmung und Hilfe zur Selbsthilfe

Artikel 2: Körperliche und seelische Unversehrtheit, Freiheit und Sicherheit

Artikel 3: Privatheit

Artikel 4: Pflege und Behandlung

Artikel 5: Information, Beratung, Aufklärung

Artikel 6: Kommunikation, Wertschätzung und Teilhabe an der Gesellschaft

Artikel 7: Ausübung der Religion, Kultur, Weltanschauung

Artikel 8: Palliative Begleitung, Sterben und Tod

Lösung Kapitel 4 – Aufgabe 38

- Artikel 1: Wenn jemand hilfe- und pflegebedürftig ist, soll die Unterstützung durch andere nur darin bestehen, seine Selbstständigkeit zu unterstützen und zu stärken. Es heißt nicht, dass andere Personen Handlungen oder Entscheidungen für ihn übernehmen sollen.

- Artikel 2: Körperliche und seelische Unversehrtheit bedeutet, frei von der schädlichen Einflussnahme durch andere leben zu können. Weder körperlichen Übergriffen, wie Gewalt, Fixierung oder unerwünschten Behandlungen ausgesetzt sein, noch durch Nichtachtung der Person, Ignorieren oder Isolation als Persönlichkeit misshandelt zu werden.

- Artikel 3: Das Recht auf Privatheit und Intimsphäre bedeutet nicht nur das Anklopfen an die Tür der Bewohner, sondern auch, über ihre Eigenheiten nicht öffentlich mit anderen Personen zu sprechen, auch nicht mit Angehörigen, wenn der Bewohner dies wünscht. Die körperliche Befindlichkeiten nicht im Gemeinschaftsraum abzufragen oder Behandlungen am Tisch auszuführen. Respekt vor der Art des Auslebens von Bedürfnissen eines Menschen zu haben, egal wie fremd sie einem sein mögen.

- Artikel 4: Das Recht auf Pflege und Behandlung zu behalten, egal, wie krank oder alt ein Mensch ist. Zuständige Personen sollen den Pflegebedarf auch bei dementen Menschen erkennen, insbesondere den Bedarf nach Schmerzbehandlung, Zahngesundheit und Körperpflege. Auch soll das Recht des Bewohners, sich unerwünschter Behandlung und Pflege zu verweigern, respektiert werden.

- Artikel 5: Das Recht auf Information, Beratung und Aufklärung durch Personen, die zur Beratung fähig sind und eine angemessene Kommunikation mit dem Bewohner herstellen. Der Mensch soll im Rahmen seiner Möglichkeiten informiert, aufgeklärt und gegebenenfalls an eine professionelle Beratung weitergeleitet werden. Nur so kann der Bewohnerwillen festgestellt werden.

- Artikel 6: Kommunikation, Wertschätzung und Teilhabe bilden die Pfeiler der seelisch-geistigen Gesundheit. Nur wer sich mit anderen austauschen kann, für seine Person und sein Lebenswerk Anerkennung erfährt und mit anderen Menschen gemeinsam etwas erleben oder vollbringen kann, erlebt sich als menschliches Wesen.

- Artikel 7: Religion, Kultur und Weltanschauung sorgen für die Identität und Einzigartigkeit einer Person. Einerseits können sie der Ausdruck von Zugehörigkeit sein (Ich bin Christ) oder auch Ausdruck der Individualität (Ich halte nichts von Politik). Sie ernst zu nehmen, anzuerkennen und ihre Ausübung zu ermöglichen, sind wichtige Bestandteile der Betreuungsarbeit.

- Artikel 8: Palliative Begleitung, Sterben und Tod beschäftigen sich mit dem allmählichen Abschluss eines Lebens. Jeder Mensch darf auf seine Weise sein Leben beenden, eine Krankheit bekämpfen oder akzeptieren, sich ernähren lassen oder dies verweigern, im Bewusstsein des kommenden Todes sterben, oder bis zum Ende hoffen und getröstet werden. Niemand soll in diesem Prozess allein gelassen werden, außer er wünscht dies. Letzte Wünsche sollten erfüllt werden, wenn dies irgend möglich ist.

Lösung Kapitel 4 – Aufgabe 39

Professionelle Kräfte respektieren den Ärger des Sohnes und versprechen ihm, dass sein Anliegen von der Einrichtung ernst genommen wird. Sie sagen ihm aber auch, dass die Einrichtung keinerlei Entscheidungen treffen kann und nicht befugt ist, Herrn Hamburger in irgendeiner Weise zu beeinflussen. Sie verweisen auf ein späteres Gespräch, das nach einer Teambesprechung die zuständige Fachkraft führen wird. Das Team des Wohnbereichs wird sofort informiert, ebenso der soziale Dienst, bzw. die Wohnbereichsleitung. Damit alle Kollegen informiert und vorbereitet sind, sollten sie angesprochen werden. Wenn Herr Hamburger oder Frau Winter keine gesetzliche Betreuung zugesprochen bekommen haben, dann können die beiden selbstverständlich ohne fremde Einwilligung heiraten. Sinnvoll wäre es aber, die Angehörigen mit in diese Entscheidung einzubinden, damit das familiäre Verhältnis erhalten bleibt. Die Regelungen, wer in der Einrichtung solche Gespräche führt, sind sehr unterschiedlich. Idealerweise bekommen alle Parteien eine unterstützende Person zur Seite gestellt. Der Einsatz einer Mediation oder Supervision wäre sinnvoll und professionell.

Lösungen

Lösung Kapitel 4 – Aufgabe 40

Geschenke, die die Höhe eines Trinkgeldes überschreiten, dürfen von Personen, die mit Schutzbefohlenen arbeiten, nicht angenommen werden. Es müsste ein ordentlicher Vertrag über den Kauf des Pkw erstellt werden. Die Angehörigen der Familie Politzer und die Vorgesetzten von Frau Gerbering sollten über einen Kauf informiert werden, und ihre Bedenken sollten ernst genommen werden, wenn der Kaufbetrag vielleicht sehr gering ausfällt.

Lösung Kapitel 4 – Aufgabe 41

In der Regel dürfen kleinere Geldbeträge, 5–10 € oder kleine Geschenke, die üblicherweise als Dank gereicht werden, angenommen werden. Einrichtungen regeln dies normalerweise im Dienstvertrag. Manche Wohnbereiche oder Teams sammeln Geldbeträge und Geschenke und verteilen sie dann unter allen Mitarbeitern.

Lösung Kapitel 4 – Aufgabe 42

Man sollte die Situation der Angehörigen bedenken. Das Gefühl von Verlust durch die Pflegebedürftigkeit der Eltern kann sich auch auf materielle Dinge ausweiten. Plötzlich bedeutet das alte Auto sehr viel, obwohl es bisher nur rumsteht. Die Angst, dass die Eltern jetzt „alles" verschenken wollen, kann zu Konflikten führen. Es kann aber auch sein, dass Angehörige durch Schuldgefühle, weil sie nicht pflegen können oder wollen, auf solche „Geschenke" mit Ablehnung reagieren. Im Idealfall kann die Familie zu einer gemeinsamen Entscheidung finden, wenn nicht, dann sollte Frau Gerbering das Angebot dankend ablehnen.

Lösung Kapitel 4 – Aufgabe 43

Niemand ist befugt, einer außenstehenden Person Informationen über Bewohner zukommen zu lassen. Die Betreuungskraft kann sich nur die Kontaktdaten der anfragenden Person notieren und auf einen späteren Rückruf durch eine zuständige Fachkraft verweisen. Lassen Sie sich nicht dazu verleiten, doch Informationen herauszugeben, dies könnte ein Strafverfahren nach sich ziehen. Rechtlich wird diese Informationsverweigerung geregelt durch die Pflegecharta (Recht auf Selbstbestimmung und Privatheit), das Datenschutzgesetz (Recht auf sorgsamen Umgang mit persönlichen Daten) und die Schweigepflichterklärung (Schutz vor der Herausgabe persönlicher Daten an Dritte).

Lösung Kapitel 4 – Aufgabe 44

Schülerindividuelle Antworten. Lösungsansätze:

Die Vorschläge der Mitarbeiterin sind defizitorientiert und daher eine veraltete und unerwünschte Problembewältigungsstrategie. Sie sieht Herrn Uhrmacher als jemanden an, der unruhig ist und stürzt. Die Frage nach Herrn Uhrmachers Wünschen und Fähigkeiten (Ressourcen) stellt sie nicht. Der Wunsch des Teams, dass sich Herr Uhrmacher nicht erneut verletzt, ist nachvollziehbar, darf aber nicht zu einer massiven Einschränkung der Lebensqualität des Bewohners führen und schon gar nicht zu seiner Immobilisierung (Rollstuhl). Der Gesetzgeber regelt daher den Einsatz von „freiheitsentziehenden Maßnahmen" durch gerichtliche Begutachtungen und Beschlüsse, damit niemand ohne einen gerichtlichen Beschluss in irgendeiner Form in seiner Bewegungsfreiheit eingeschränkt werden kann. Wird jemand trotzdem an einem Gegenstand, Ort oder Raum „fixiert“, so liegt der Straftatbestand der Freiheitsberaubung vor, außer wenn dies zur vorübergehenden Abwendung akuter Gefährdung nötig ist.

Die zentrale Frage, die sich das Team stellen sollte, lautet: Was benötigt Herr Uhrmacher an Unterstützung, damit er sicher steht und geht und so selten wie möglich stürzt und sich verletzt? Herr Uhrmacher sollte in das Gespräch miteinbezogen werden, ebenso seine Angehörigen. Bewegungs- und Balancetraining, passendes Schuhwerk, richtige Medikamenteneinstellung, ausreichend Schlaf und Trinken sowie eine Unterstützung bei „wichtigen Anliegen“ sorgen für Sicherheit im Alltag.

Lösung Kapitel 4 – Aufgabe 45

Herr Uhrmacher sollte eng in die Einzelbetreuung eingebunden werden und bei der Orientierung in seiner Umgebung unterstützt werden. Sinnvoll ist es,

- ihn auf das Erlebte anzusprechen und ihn erzählen zu lassen, wie er den Vorfall erlebt hat,
- ihn zu fragen, wie er für die Zukunft so etwas verhindern möchte,
- ihn zu fragen, ob er Hilfe benötigt,
- ihn zu fragen, welche Trainings (Vorschläge machen) er gut fände,
- mit ihm zu vereinbaren, dass er sich bemerkbar macht, wenn er erschöpft ist oder schlecht geschlafen hat,
- ihn zu bitten, ihn ansprechen zu dürfen, wenn man meint, er wäre durch eine Situation wieder gefährdet zu stürzen,
- Herrn Uhrmacher in seinen Persönlichkeitsrechten ernst zu nehmen,
- ihm die eigenen Ressourcen bewusst zu machen und ihm dadurch das Gefühl der Machtlosigkeit zu nehmen,
- ihm in solchen Gesprächen Entscheidungsräume zu überlassen und seine Kompetenzen anzusprechen.

Lösung Kapitel 4 – Aufgabe 46

Durch die Präsenz der Symptome demenzieller und anderer psychischer Erkrankungen stehen diese im Wahrnehmungsvordergrund der Person. Häufig verstärken sich die vorhandenen Symptome, wenn zusätzlich Schmerz erlebt wird. Darum werden andere Erkrankungen nicht richtig identifiziert. Eine differenzierte Beobachtung ist besonders bei diesen Erkrankungen wichtig.

Lösung Kapitel 4 – Aufgabe 47

Schwere Erkrankungen oder Verletzungen werden nicht bemerkt, nicht richtig eingeordnet und schädigen die Betroffenen. Damit wird die Fürsorgepflicht verletzt, es entstehen Behandlungs- und Pflegefehler.

Lösung Kapitel 4 – Aufgabe 48

Schülerindividuelle Antworten

Lösungen

Lösung Kapitel 5 – Aufgabe 1

	englische Bezeichnung	deutsche Übersetzung
H	Hazard	Gefahren
A	Analysis	Analyse
C	Critical	Kritischer
C	Control	Kontroll-
P	Point	Punkte

Lösung Kapitel 5 – Aufgabe 2

Gefahrenanalyse:

- Lebensmittel werden aus der Kühlung genommen.
- Lebensmittel stehen offen herum.
- Lebensmittel stehen zubereitet und ungekühlt für mehr als zwei Stunden offen herum.

Kritische Kontrollpunkte:

- Kühlung
- Anweisung, Lebensmittel nicht länger als 20 Minuten ungekühlt zu lassen
- Abdecken von Lebensmitteln und (!) Mahlzeiten
- Anweisung, alle Lebensmittel und Mahlzeitenteller immer sofort mit Folie abzudecken und schwer zugänglich aufzubewahren
- Zubereitete Mahlzeiten: Anweisung, Teller abgedeckt zu kühlen, spätestens nach 20 Minuten

Lösung Kapitel 5 – Aufgabe 3

Gesetz/Verordnung	Bereich
Infektionsschutzgesetz (IfSG 20.07.2000) § 43 IfSG	Erfassung, Verhütung und Bekämpfung übertragbarer Krankheiten, und vieles anderes mehr Anforderungen an das Personal im Umgang mit Lebensmitteln
Lebensmittelhygieneverordnung (LMHV)	regelt Fragen des Herstellens, Behandelns und Inverkehrbringens bestimmter Lebensmittel tierischen Ursprungs
Verordnung zur Verhütung übertragbarer Krankheiten (Hygieneverordnung, MedHygVO)	Wer durch pflegerische Handlungen Menschen an Haut oder Schleimhaut verletzen kann (gilt nicht für Ärzte, Zahnärzte oder Heilpraktiker), muss sich an bestimmte Vorschriften halten.

Lösung Kapitel 5 – Aufgabe 4

Aufklärung über Infektionsrisiken, Übergabe der Verantwortung an die Betriebe und ihre Mitarbeiter, Handlungsanweisung im Krankheitsfall für Mitarbeiterinnen/Mitarbeiter

Lösung Kapitel 5 – Aufgabe 5

- regelmäßiges Waschen des Körpers, der Haare
- Waschen und Desinfizieren der Hände und gute Handpflege
- Verbot von Nagellack oder künstlichen Fingernägeln
- Haare vor der Arbeit kämmen und gegebenenfalls zusammenbinden, einen Haarschutz tragen
- Sauberkeit bei der Körperwäsche (Unterwäsche, Oberteile und Hosen) beachten. Regelmäßiger täglicher Wäschewechsel, auch Arbeitskleidung
- Verzicht auf Körperschmuck bei der Arbeit (Piercing, Ketten, Ringe etc.)
- bei Infektionsanzeichen engen Kontakt zum behandelnden Arzt halten – Krankschreibung – Untersuchung – gesundschreiben lassen

Lösung Kapitel 5 – Aufgabe 6

Hände desinfizieren:

1. Bei der Händedesinfektion werden ca. 3 ml Desinfektionsmittel (2 bis 3 Hübe aus dem Wandspender) in die trockene Hohlhand gegeben und verrieben.
2. Die Einwirkzeit beträgt mindestens 30 Sekunden. Die Mittel wirken durch die Zerstörung der Einzeller-Hüllen (Bakterien).
3. Die Verteilung des Händedesinfektionsmittels unterteilt sich in sechs Schritte, die sicherstellen, dass die Fingerzwischenräume, die Fingerkuppen und die Nagelfalze mitbenetzt werden.

Die sechs Schritte sind:

- Schritt 1: Handflächen aneinander reiben
- Schritt 2: Reiben der Handfläche an der Handoberseite der jeweils anderen Hand mit gespreizten Fingern
- Schritt 3: Reiben der Handflächen aneinander, mit gespreizten Fingern
- Schritt 4: Reiben der Oberfläche der Finger in der Handfläche der jeweils anderen Hand
- Schritt 5: Reiben des jeweils anderen Daumens in der geballten Faust
- Schritt 6: Reiben der Fingerkuppen in der Handfläche der jeweils anderen Hand

Hände waschen:

- Hände immer mit Seife waschen.
- Vor dem Einseifen sollte man die Hände erst mit lauwarmem Wasser anfeuchten, es löst den Schmutz leichter als kaltes Wasser.
- Danach wird die Seife rund zehn Sekunden lang über die gesamten Hände – auch zwischen den Fingern – verteilt. Durch das vorherige Anfeuchten schäumt die Seife stärker. Sie gelangt so besser an sämtliche Stellen der Hand und reizt die Haut weniger.

Lösungen

- Zum Schluss die Hände gründlich abtrocknen.
- Danach die Hände gründlich eincremen.

Lösung Kapitel 5 – Aufgabe 7

Händedesinfektion: Die Händedesinfektion findet immer bei Bewohnerwechsel und Tätigkeitswechsel statt, immer vor und nach (siehe v. Hh.) der Toilettenbenutzung und vor dem Kontakt mit Lebensmitteln, auch vor und nach dem Essenanreichen oder der Wäscheversorgung. Außerdem sollte sie vor dem Händewaschen vorgenommen werden.

Vollständige Händehygiene: Die vollständige Händehygiene findet immer zu Arbeitsbeginn und zum Arbeitsende statt, sowie vor und nach der Pause (Essen, Zigaretten, Getränke). Auch nach umfänglichen Versorgungsarbeiten am Menschen, wenn direkter Kontakt mit Haut- und Schleimhaut vorhanden war, sowie nach dem Toilettengang.

Lösung Kapitel 5 – Aufgabe 8

Reinigungspläne: belegen, welcher Bereich wann und von wem gereinigt wurde.

Temperaturkontrollen: belegen, zu welchem Zeitpunkt eine Kühleinrichtung oder ein Lebensmittel welche Temperatur hatte und wer dies kontrollierte.

Desinfektionspläne: belegen, welche Objekte von wem zu welchem Zeitpunkt desinfiziert wurden.

Lösung Kapitel 5 – Aufgabe 9

Das Geschirr sollte sauber und ohne Risse oder Schlagkanten sein. Es sollte nicht riechen.

Zusätzlich zur Reinigung benötigen Sie mehrere Servietten und/oder Einmaltücher, eventuell einen feuchten Waschlappen und Kleiderschutz, in besonderen Fällen Einmalhandschuhe.

Die versorgende Person sollte selbst saubere Kleidung tragen und angenehm riechen. Die Hände wurden vor dem Anreichen einer vollständigen Händehygiene unterzogen.

Die Speisen oder Getränke sollten weder zu heiß noch zu kalt sein, ansehnlich und appetitlich angerichtet sein, nicht länger als zehn Minuten portioniert offen gestanden haben und hygienisch unbedenklich sein.

Lösung Kapitel 5 – Aufgabe 10

Das Geschirr muss separat bei hoher Temperatur (mind. 75 °C) und dem Desinfektionswaschprogramm des Geschirrspülers gewaschen werden. Es sollte ein Desinfektionsgeschirrspülmittel verwendet werden. Es ist separat aufzubewahren, nicht gemeinsam mit anderem Geschirr.

Die gesamte Wäsche (Reinigungstücher, Bettwäsche, Handtücher, Körperwäsche, Waschlappen) muss separat aufbewahrt und gewaschen werden, bei hoher Temperatur (mind. 75 °C) und mit einem Desinfektionswaschmittel.

Lösung Kapitel 6 – Aufgabe 1

Ganzwaschung

X Mundpflege

Verbandwechsel

X Anreichen von Nahrung

X Haarpflege

Verabreichung von Sonderkost

X Mobilisierung vom Rollstuhl auf den Sessel

Verabreichen von Medikamenten

Blutzuckerkontrolle

X Zahnpflege

X Begleitung zur Toilette

X An- und auskleiden

Versorgung von Blasenkathetern

X beruhigende/belebende Massage

Lösung Kapitel 6 – Aufgabe 2

Hautfarbe, Hautzustand, Hautspannung, Verletzungen, Beläge

Lösung Kapitel 6 – Aufgabe 3

Zuwendung, Anregung/Beruhigung, Entspannung, Erinnerung, Orientierung, Kommunikation, Sauberkeit und Ästhetik

Lösung Kapitel 6 – Aufgabe 4

Lösung: A = 2, 3 und 4, B = 1, 5 und 6

Lösung Kapitel 6 – Aufgabe 5

Ausflug, Orientierung, biografisch erforderlich, Fachkraft ist nicht zugegen, Situation erfordert es, nach Erbrechen, nach Anreichen von Nahrung

Lösung Kapitel 6 – Aufgabe 6

Haarausfall, Schuppen, Entzündungen, Verletzungen der Kopfhaut, Parasiten

Lösung Kapitel 6 – Aufgabe 7

Aufgrund von schlechter Durchblutung der Extremitäten kann es zu Mikroverletzungen kommen, die schlecht heilen und große Wunden oder Amputationen nach sich ziehen.

Lösungen

Lösung Kapitel 6 – Aufgabe 8

Ankleiden: Es wird mit der betroffenen Seite begonnen und an der nicht betroffenen Seite geendet.

Auskleiden: Es wird mit der nicht betroffenen Seite begonnen und an der betroffenen Seite geendet.

Lösung Kapitel 6 – Aufgabe 9

Möglicherweise liegt hier eine Mangelernährung vor. Angehörige einbeziehen; Sturzprophylaxe beachten.

Lösung Kapitel 6 – Aufgabe 10

wetterfeste Kleidung, gutes Schuhwerk, Reservekleidung, Schal und Kopfbedeckung

Lösung Kapitel 6 – Aufgabe 11

Sie sollten rutschfest und geschlossen sein, über Klettverschlüsse verfügen und einen festen Halt bieten; sie sollten nach dem Geschmack des Bewohners sein.

Lösung Kapitel 6 – Aufgabe 12

1. Individuelles Sturzrisiko: Wahrnehmungsstörungen, Desorientierung, Gangstörungen, fehlendes Risikobewusstsein

2. Umgebungsbedingtes Sturzrisiko: unzureichende Beleuchtung, unpassenden Kleidung, Stolperfallen (Kabel, Teppiche), unklare Farben

Lösung Kapitel 6 – Aufgabe 13

„Freiheitsentziehende Maßnahmen erhöhen das Sturzrisiko."

Bei einem Sturzgeschehen dokumentieren Sie: Zeitpunkt, Situation, Aktivität, Ort, Zustand des Bewohners vor und nach dem Sturz

Lösung Kapitel 6 – Aufgabe 14

farbliche Gestaltung der Toilette, Anbringen von Piktogrammen, regelmäßig den Weg zeigen, gute Ausleuchtung, Sitzerhöhung, Wasserrauschen

Lösung Kapitel 6 – Aufgabe 15

Farb- und Geruchsveränderungen, Veränderung der Konsistenz, Beimengungen, Häufung oder Ausbleiben von Ausscheidungen, Schmerzen

Lösung Kapitel 6 – Aufgabe 16

1. visuelle Skala

2. nummerische Skala

Lösung Kapitel 6 – Aufgabe 17

Anzeichen in der Gestik/Mimik, Körperhaltung, Verhalten, Vitalfunktionen

Lösung Kapitel 7 – Aufgabe 1, 2 und 3

Schülerindividuelle Antwort

Lösung Kapitel 7 – Aufgabe 4

- ein ruhiger und angenehm gestalteter Speiseraum
- ein sicherer Platz mit Ruhe im Rücken und guter Sicht über den Raum
- ein schön gedeckter Tisch mit gut erreichbaren Speisen und Getränken
- störungsfreies Essen ohne Arztbesuche, Ablenkungen oder Stress
- eine fernseh- und radiofreie Umgebung
- leise Gespräche des Personals untereinander
- Freiheit von pflegerischer Versorgung vor oder beim Essen
- die Wahlmöglichkeiten von Speisen und Getränken, auch bei den Portionsgrößen
- Zeit zum Essen (Anreichen)
- aufzuhören nach individuellem Wunsch
- Essenzeiten können variieren
- sie können Unterstützung bekommen
- mit den Fingern essen dürfen

Lösung Kapitel 7 – Aufgabe 5

Anleitung zum Essen: Begleitende Menschen beobachten genau, an welcher Stelle der hilfebedürftige Mensch einen Impuls zum Anfangen oder Weitermachen braucht, und geben ihm diesen Impuls. Beispiel: Frau Maier versteht nicht mehr, wie sie den Löffel benutzt und die Suppe isst. Die Begleiterin gibt ihr den Löffel in die Hand und sagt: Essen Sie!

Unterstützung beim Essen: Einzelne Handlungen, auch Vorbereitungen werden übernommen, damit der hilfebedürftige Mensch selbstständig essen kann. Beispiel: Frau Maier verfügt über wenig Handkraft und kann schlecht sehen. Die Begleiterin zerteilt für sie das Fleisch in mundgerechte Stücke und erklärt ihr die einzelnen Speisekomponenten.

Teilweise Übernahme beim Essen: Durch körperliche Einschränkungen ist es dem hilfebedürftigen Menschen nicht mehr möglich, einen Teil der Handlungen ohne Unterstützung zu bewältigen. Beispiel: Frau Maier leidet seit ihrem Schlaganfall unter einer Armsteifigkeit des rechten Armes. Sie kann den Löffel/die Gabel nicht gut benutzen. Die Begleitende schiebt die Speisen auf den Löffel/die Gabel, damit Frau Maier selbstständig essen kann.

Vollständige Übernahme beim Essen: Durch körperliche und geistige Einschränkungen kann der hilfebedürftige Mensch nicht mehr selbstständig essen. Beispiel: Frau Maier ist bettlägerig und kann sich aufgrund einer fortgeschrittenen Demenz nicht mehr aufrichten, nach Essen fragen, Essen erkennen und Geschirr oder Besteck benutzen. Die Pflegefachkraft reicht Frau Maier in bestimmten Zeitintervallen geeignete Speisen an.

Lösungen

Lösung Kapitel 7 – Aufgabe 6

- Bewegungsarmut, Kontaktarmut, Antriebsverlust
- ungewohnte Versorgung mit drei oder vier Mahlzeiten
- Medikamenteneinfluss
- Wassereinlagerungen
- Essen aus Langeweile, Hilflosigkeit, Frustration
- Essen gegen uneingestandene Gefühle wie Angst, Wut und Trauer

Lösung Kapitel 7 – Aufgabe 7

- Krankheit
- Krankenhausaufenthalt
- Verlust und Ohnmachtsgefühle
- Medikamente, damit verbunden Übelkeit und Erbrechen oder Magendruck und Magenschmerzen
- Durchfallerkrankungen, auch als dauernde Reizung
- Aufgabe des Lebenswillen
- schlechte äußere Umstände, die zu Angst und Ausweglosigkeit führen
- Geldmangel
- Mangel an Versorgungsmöglichkeiten

Lösung Kapitel 7 – Aufgabe 8

Wassermangel, Vitaminmangel, Mineralmangel, Eiweißmangel (pflanzlich), Fettmangel (Omega-Fette) und Ballaststoffmangel

Lösung Kapitel 7 – Aufgabe 9

Der Verzicht auf Vollkornprodukte und auf Gemüse in ausreichenden Mengen führt zu Ballaststoffmangel. Die Folgen reichen von erhöhten Cholesterinwerten über erhöhte Blutzuckerwerte und Entwicklung von Diabetes Typ II hin zu Dickdarmausstülpungen (Divertikulose), Dickdarmentzündungen (Divertikulitis) bis hin zu Dickdarmkrebs (Platz 2 der Krebserkrankungen bei Frauen und Männern), Verdauungsprobleme und Infektionsanfälligkeit.

Lösung Kapitel 7 – Aufgabe 10

Mehrmals wöchentlich folgende Lebensmittel verzehren: Hülsenfrüchte, Nüsse und Nussaufstrich, Trockenfrüchte, Gemüse, Sojaprodukte verwenden und auf Vollkornprodukte umstellen.

Lösung Kapitel 7 – Aufgabe 11

Veränderungen an Haut und Haaren, Haarausfall, Ekzeme, schlechte Wundheilung, Dekubitus, Denkleistungsminderung, Infektanfälligkeit, Zahnfleischveränderungen, Schwäche

Lösung Kapitel 7 – Aufgabe 12

Pflanzliche Fette sind cholesterinfrei und enthalten neben Vitaminen auch wichtige Fettsäuren, wie die Omega-3- und die Omega-6-Fettsäure.

Lösung Kapitel 7 – Aufgabe 13

große Hitze, Stress, starkes Schwitzen, Infekte, Durchfallerkrankungen, Abführmittel, zu wenig Flüssigkeitszufuhr, Medikamenteneinnahme

Lösung Kapitel 7 – Aufgabe 14

- Zucker, auch als Glucose, Fructose, Sirup, Honig etc.
- Süßigkeiten jeder Art, außer mit Süßstoff oder Stevia gesüßte
- weißes Mehl (ausgemahlen, Typ 405 oder 550) und die Backwaren daraus
- helle Nudel und Teige, polierter Reis
- Backwaren, die nicht den Titel „Vollkorn" tragen
- Soßenpulver, Puddingpulver, Bindemittel
- Zucker in Fertigprodukten, z. B. Pizza, Fruchtjoghurt, eingemachtes Obst und Gemüse, Wurst und Käse, Snacks, Getränke etc.
- Eis und Desserts, Kuchen und Kekse

Lösung Kapitel 7 – Aufgabe 15

Lebensmittelgruppe	**Menge (g)** täglich
Brot, Getreide und Getreideprodukte	500 g
Gemüse, Salat, Kräuter	500 g
Obst	300 g
Nüsse und Samen	50 g
Milch und Milchprodukte	250 g
Fleisch/Wurst/Fisch	100 g
Käse	50 g
Fette und Süßes	50 g

Lösung Kapitel 7 – Aufgabe 16

Bitteres und Saures wird zunehmend gemieden, denn die Geschmackssensibilität für diese Geschmäcker nimmt zu. Fleisch und Fisch werden zunehmend vom Geruch her gemieden. Süßes und Salziges wird zunehmend gerne gegessen, Weiches und Warmes bevorzugt. Sprudelgetränke, besonders Wasser wird gemieden.

Lösungen

Lösung Kapitel 8 – Aufgabe 1

Pflegemodelle stellen den komplexen Sachverhalt der Pflege und Versorgung hilfebedürfiger Menschen strukturiert auf wissenschaftlicher Grundlage dar und definieren die Aufgaben, Tätigkeiten und Werthaltungen der Hilfeerbringer. Bedeutende Pflegemodelle stammen beispielsweise von Nancy Roper und Dorothea Orem.

Lösung Kapitel 8 – Aufgabe 2

Alle Pflegemodelle enthalten Aussagen zu vier für die Pflege und Betreuung zentralen Punkten:

1. Person: die Person des zu begleitenden Menschen, aber auch die Person der Begleitung in ihrer jeweiligen Individualität

2. Umwelt: die Lebensumstände, die auf den Menschen Einfluss haben und hatten

3. Gesundheit: die gesundheitliche Verfassung des begleiteten Menschen und dessen Befinden diesbezüglich

4. Pflege: alle Maßnahmen im Zusammenhang mit zielgerichteten Interventionen, die auf die Bedürfnisse und Bedarfe des begleiteten Menschen ausgerichtet sind (d. h. Gesundheit erhalten und wiederherstellen bzw. den Menschen unterstützen, mit den Folgen von Einschränkungen umzugehen)

Zu beachten ist hier vor allem, dass diese Punkte in Wechselwirkung zueinander stehen.

Lösung Kapitel 8 – Aufgabe 3

Aktivitäten, Beziehungen und existenzielle Erfahrungen des Lebens (ABEDL):

1. kommunizieren
2. sich bewegen
3. vitale Funktionen des Lebens aufrechterhalten
4. sich pflegen
5. essen und trinken
6. ausscheiden
7. sich kleiden
8. ruhen, schlafen, entspannen
9. sich beschäftigen, lernen, entwickeln
10. die eigene Sexualität leben
11. für eine sichere und fördernde Umgebung sorgen
12. soziale Bereiche des Lebens sichern und gestalten
13. mit existenziellen Erfahrungen des Lebens umgehen

Lösung Kapitel 8 – Aufgabe 4

Die ABEDLs dienen als Struktur für die pflegerischen und betreuenden Maßnahmen, um herauszufinden:

- in welchen Bereichen der begleitete Mensch Fähigkeiten und Fertigkeiten besitzt, (was ein Mensch (noch) kann),
- in welchen Bereichen Einschränkungen bestehen, (was ein Mensch nicht (mehr) kann)

- ob dies ein Problem für diesen Menschen darstellt, (was ein Mensch will, aber nicht (mehr) in der Lage ist, es selbstständig zu bewerkstelligen).

Hieraus ergibt sich der pflegerische und betreuerische Handlungsauftrag, vorhandene Fähigkeiten und Fertigkeiten zu nutzen und zu fördern sowie Einschränkungen und Probleme zu kompensieren.

Lösung Kapitel 8 – Aufgabe 5

Ganzheitlichkeit in der Pflege und Betreuung bedeutet, dass die Zusammenhänge von Körper, Geist, seelischem Empfinden und Umweltaspekten bei der Pflege und Betreuung berücksichtigt werden. Die sozialen, geistigen und seelischen Bedürfnisse der begleiteten Menschen sind gleichwertig gegenüber den körperlichen Bedürfnissen. Der Begriff der Ganzheitlichkeit weist somit auch der psychosozialen Betreuung eine besondere Bedeutung zu.

Lösung Kapitel 8 – Aufgabe 6

Der Pflegeprozess ist eine systematische, schriftliche Darstellung der Ablaufplanung der Pflege. Der Pflegeprozess ist Grundlage für zielgerichtete, organisierte und an der individuellen Situation des begleiteten Menschen ausgerichtete Pflegeinterventionen.

Lösung Kapitel 8 – Aufgabe 7

Der Pflegeprozess ist ein Kreislauf, der aus sechs Stufen besteht und kontinuierlich fortgeschrieben wird:

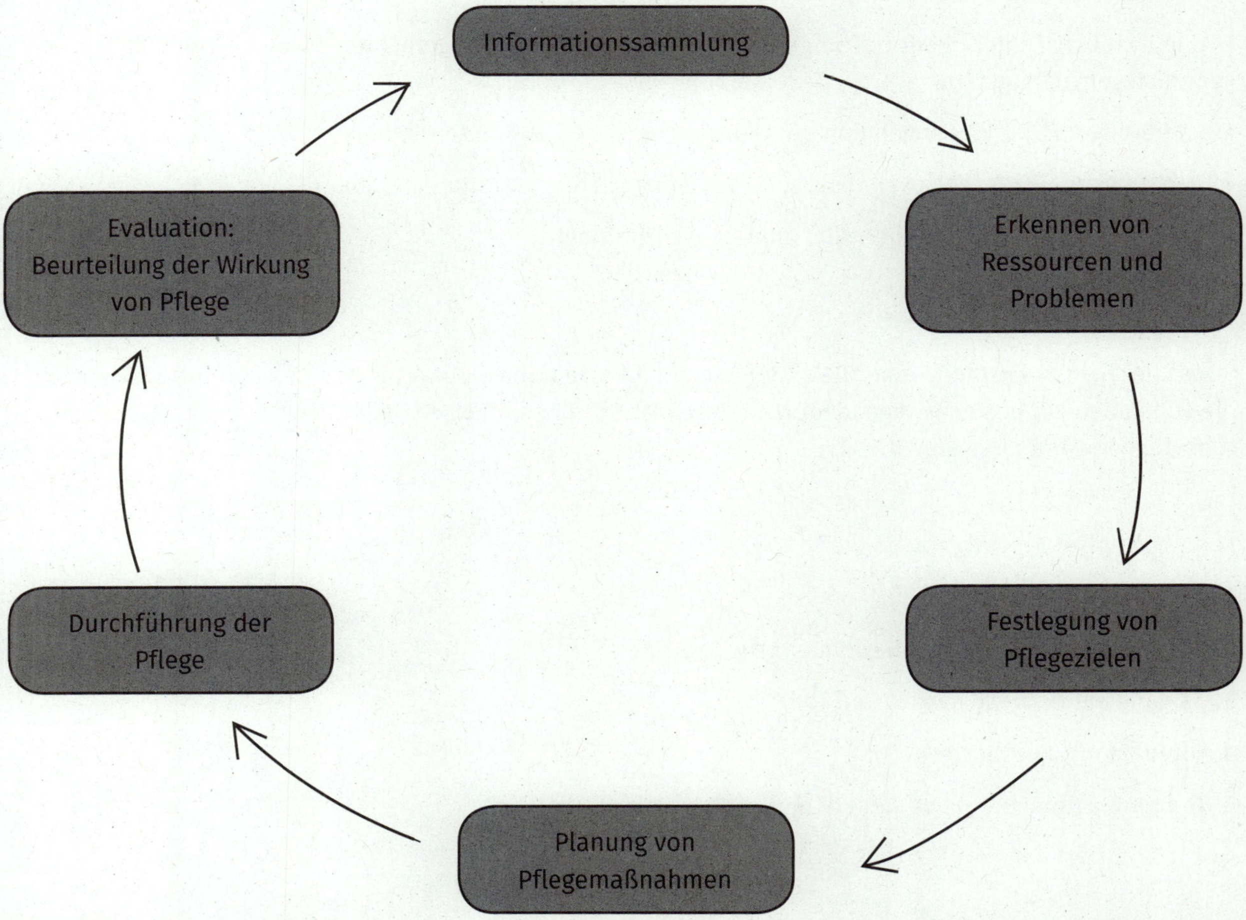

Lösungen

Lösung Kapitel 8 – Aufgabe 8

Der Pflegeprozess und die Pflegeplanung dienen dazu, den Handlungsablauf der Maßnahmen in Bezug auf den zu begleitenden Menschen schriftlich zu erschließen und vorzuplanen. Da die Alltagsbegleitung zusätzlich zur Pflege tätig wird, ist es nötig, dass sie über die geplanten Maßnahmen informiert ist, um keine Versorgungsabbrüche entstehen zu lassen. Ferner muss die Alltagsbegleitung relevante Informationen aus ihrem Arbeitsbereich an die Pflege weiterleiten, damit diese in die Pflegeplanung Eingang finden. Hier bietet es sich an, dass die Alltagsbegleitung für ihren Arbeitsbereich die gleiche Planungslogik benutzt, um Missverständnisse zu vermeiden und ihre Leistungen adäquat darstellen zu können.

Lösung Kapitel 8 – Aufgabe 9

Die Betreuungsdokumentation bezeichnet einen schriftlichen Bericht, der die Durchführung, den Verlauf und die Wirkung, der Betreuungsmaßnahmen darlegt. Optimalerweise auch deren Planung.

Lösung Kapitel 8 – Aufgabe 9

Dokumentiert wird:

- grundsätzlich zeitnah und kontinuierlich
- orientiert am Pflegeprozess/an der Betreuungsplanung
- verständlich für alle an der Versorgung, Pflege und Behandlung beteiligten Berufsgruppen
- durch Nutzung eines dokumentenechten Stifts
- übersichtlich: Fehler in der Dokumentation werden mit einem waagerechten Strich als Fehleintragung kenntlich gemacht (gestrichen), der Text bleibt lesbar.
- Radierungen, Überklebungen und der Gebrauch von Tipp-Ex® unterbleiben.
- Nachträgliche Änderungen sind als solche zu kennzeichnen und zu datieren.
- Die verwendeten Handzeichen sind eindeutig zuzuordnen.

Lösung Kapitel 9 – Aufgabe 1

Stress bezeichnet Zustände einer Belastung und den Prozess ihrer Bewältigung. Stressoren sind Faktoren, die von außen auf uns einwirken, dadurch unser Verhalten beeinflussen. Jeder Mensch besitzt ein unterschiedliches Empfinden von Stress.

Lösung Kapitel 9 – Aufgabe 2

1. mangelnde Teamarbeit
2. Verantwortung für zu viele Bewohner bzw. Patienten
3. Umgang mit Gebrechlichkeit und Tod
4. Konflikte mit Angehörigen
5. Kommunikationsprobleme mit Leitung und Verwaltung

Lösung Kapitel 9 – Aufgabe 3

Lösung: 1c, 2b und 3a

Lösung Kapitel 9 – Aufgabe 4

Wie geht es mir dabei? Fühle ich mich gut oder schlecht? Bin ich noch motiviert?

Lösung Kapitel 9 – Aufgabe 5
Wie erkenne ich Stress und welche Folgen kann Stress haben?

Stress kann sich sowohl mit körperlichen als auch mit psychischen Symptomen bemerkbar machen. Es gibt Warnsignale des Körpers, die auf Stress hindeuten können. Erste Überforderungssignale können sein: große Anstrengung bei geringer Anforderung, langsame Erholung und rasche Erschöpfung. Es wird zwischen „Disstress" (negativem Stress) und „Eustress" (positivem Stress) unterschieden sowie zwischen akutem und chronischem Stress. Nicht jeder Stress ist gesundheitsschädigend. Problematisch wird es, wenn Stressoren über lange Zeit hinweg bestehen oder immer wieder erneut auftreten. Dauerhafter Stress kann psychische und physische Folgen haben. Psychische Folgen sind zum Beispiel Konzentrationsschwierigkeiten, Gereiztheit und Ängste. Zu den physischen Folgen zählen z. B. Schlafstörungen, Unwohlsein, Rücken-, Kopf- und Bauchschmerzen. Außerdem sind die Betroffenen müde und können einen erhöhten Blutdruck aufweisen.

Lösung Kapitel 9 – Aufgabe 6

Lösung: 1c, 2a und 3b

Lösung Kapitel 9 – Aufgabe 7

GJLMNBVERSCHÖPFUNGLMNBHÖMBVVCSCHWACHÖÄNBVCDZNUNGIKMMÜDEMVFRKLNHBFCGYANTRIEBS-LOSIGKEITKLTAXPLINFREIZBARKEITLÄNHZRDZYNISCHOLMÖNHBGVREWXGEFÜHLLOSIGKEITNKLMUNGAR-KRÜCKZUGKLMNBVFRUSTRATIONLMNBVHZRDEPERSONALISIERUNGMLNHBVGTRDNBVCXZUNGENBRE-CHIKMNHGFGB

Lösung Kapitel 9 – Aufgabe 8

zu hohe Anforderungen, Perfektionismus, Zeitdruck, Überforderung und schlechte Rahmenbedingungen

Lösung Kapitel 9 – Aufgabe 9

1. Phase: Enthusiasmus und Idealismus
2. Phase: Stagnation
3. Phase: Frustration
4. Phase: Apathie

Lösung Kapitel 9 – Aufgabe 10

Art der Prävention	Maßnahmen
Prävention durch Zeitmanagement	• Aufgaben nach Wichtigkeit und Dringlichkeit ordnen • genügend Zeitpuffer einplanen • Einplanen von privaten Auszeiten beziehungsweise Pausen
Prävention durch soziale Unterstützung	• Bedürfnis nach Nähe und Gegenseitigkeit • Zugehörigkeit zu einem sozialen System • soziale Unterstützung
Prävention durch positives Denken	• positive Lebenseinstellung • Selbsthinterfragung • neue Denkweise • positivere Einstellung
Kompetenzen erlangen	• Kenntnisse über das Burn-out-Syndrom • richtiges Verhältnis von Nähe und Distanz erlernen
gesundheitsfördernde Maßnahmen	• Frühstücksbuffet für Mitarbeiter • Entspannungsangebote am Arbeitsplatz • (Kranken-)Gymnastik-Angebote am Arbeitsplatz • ausreichender Schlaf (mind. 7,5 h) • Einhaltung der Pausen (besser zweimal kurz als einmal länger) • gesunde Lebensweise
organisationsbezogene Möglichkeiten	• ausreichend Personal • klare Absprachen im Team • regelmäßige Teamgespräche • Supervision (z. B. bei Teamkonflikten) • entsprechende Jobrotation

Lösung Kapitel 9 – Aufgabe 11

Arbeitsschutz, Verringerung von Stress, gesundheitliche Prophylaxe, Suchtprävention und Vermeidung von Burn-out

Lösung Kapitel 9 – Aufgabe 12

Man kann das Helfersyndrom als „falsches Helfen“ beschreiben. Für Menschen, die unter einem Helfersyndrom leiden, erfüllt das Helfen eine besondere Aufgabe. Nur wenn sie andere unterstützen können, wenn andere ihre Hilfe brauchen und auf sie angewiesen sind, fühlen sie sich wertvoll und sehen einen Sinn in ihrem Leben. Dabei vergessen sie meist ihre eigenen Bedürfnisse und laufen deshalb Gefahr, an Depression oder einem Burn-out-Syndrom zu erkranken.

Lösung Kapitel 9 – Aufgabe 13

Ein geringes Selbstwertgefühl. Ein „Hilfloser“ (z. B. Pflegebedürftiger) wird benötigt, um eigene Schwächen und Minderwertigkeitsgefühle zu kompensieren, durch Helfen wird das Selbstwertgefühl gestärkt.

Lösung Kapitel 9 – Aufgabe 14

Drang, immer und überall helfen zu müssen, auch wenn es im konkreten Fall unsinnig ist zu helfen. Helfen wird allmählich zur Sucht. Die Betreffende kann nicht abschalten und entspannen, vernachlässigt sich selbst; alle sozialen Beziehungen werden gemieden, in denen der Betreffende nicht selbst der Helfende ist.

Lösung Kapitel 9 – Aufgabe 15

Ein klares Bewusstsein für die eigene Leistungsfähigkeit besitzen, Gespür für eigene Grenzen entwickeln, sich abgrenzen können und auf eigene Bedürfnisse achten. Auch mal „Nein“ sagen können, die eigene Biografie reflektieren und eigene „Schwachstellen“ kennen.

Lösung Kapitel 9 – Aufgabe 16

„Entschleunigung“ definiert das Gegenteil von „Beschleunigung“ oder, eben ganz allgemein, „einfach mal einen Gang runter zu schalten“.

Lösung Kapitel 9 – Aufgabe 17

1. Abbau von Hierarchien und Mitspracherecht aller Mitarbeiter
2. Multiprofessionalität
3. einfache Kommunikationswege
4. Teamarbeit
5. Supervision
6. Angehörigenintegration

Lösung Kapitel 9 – Aufgabe 18

Ausgleich zu Arbeit (Alltagsbegleitung = „Lebenskonzept“) schaffen, in der sich Alltagsbegleiter erholen, Hobbys und Freizeitaktivitäten nachgehen sowie soziale Kontakte pflegen.

Lösungen

Lösung Kapitel 9 – Aufgabe 19

Merkmale	Coping-Form
Gespräche über belastende Situationen, die der Bewältigung dienen, z. B. Austausch im Team, Gespräche mit dem Partner, in Familie	emotionales Coping
Ablenkung (z. B. Freizeit); akzeptieren, dass gewisse Herausforderungen, Probleme oder Konflikte zum Alltag gehören; Reflexion der Situation	kognitives Coping
Gefühle wie Freude, Trauer, Unsicherheit, Angst; Aggressionen gegen sich selbst oder gegen die Umgebung; Verleugnen der Gefühle; Gebrauch von Drogen (Alkohol, Zigaretten) und Medikamenten	handlungsorientiertes Coping

Lösung Kapitel 9 – Aufgabe 20

Ablenkung, Gedankenstopp, positives Selbstgespräch

Lösung Kapitel 9 – Aufgabe 21

Schülerindividuelle Antwort

Lösung Kapitel 9 – Aufgabe 22

1. Mitspracherecht der Mitarbeiter
2. einfache Kommunikationswege
3. Einarbeitungskonzepte
4. Supervision
5. Kompetenzentwicklung

Lösung Kapitel 9 – Aufgabe 23

HKJLMNNGGGESUNDHEITKLNFDSBNPAUSENMLJHGFDSCVMLKCXSABEWEGUNGHBSCJLÖMNSCHNRAHMEN-BEDINGUNGENLÖGFANGFEZFSCHLAFHYGIENEJKNMBRESFOLHPGESUNDEERNÄHRUNGJEDASBREIZTFLKJN-BVCXSWWOHLBEFINDENKLREDSANJBVCFHOBBYSKNBVCDENTSPANNUNGSTECHNIKENKMNBVCKJHGFRTUR-LAUBMLNBVFCFDUNKMBVCDSOZIALEUNTERSTÜTZUNGNKMBHZTREDSANERKENNUNGMKNBVGFRDVCGBNM-KHTREDFSUPERVISIONMKNBHGFMUSIKMKNBVGFRUNBFREIZEITNKMBVFCDSEUI

Lösung Kapitel 9 – Aufgabe 24

Schülerindividuelle Lösung

Lösung Kapitel 10 – Aufgabe 1

1. vereinbarter Arbeitsbereich

2. Arbeitszeit
3. Dauer des Praktikums
4. eventuell die Höhe der Vergütung
5. Kündigungsvoraussetzungen

Lösung Kapitel 10 – Aufgabe 2

Nein. Medikamente dürfen nur ausschließlich von qualifiziertem Fachpersonal verteilt und verabreicht werden.

Als Praktikantin oder Praktikant und selbst als ausgebildete Alltagsbegleiterin wird es ab einer Gruppe von fünf zu betreuenden Menschen unübersichtlich. Eine zusätzliche Begleitung ist für eine Notfall-Situation unabdingbar. Die Zeit und der Weg spielen auch eine erhebliche Rolle. Beispielsweise ist gegen einen Spaziergang mit einer Praktikantin und drei oder vier zu betreuenden Menschen nichts einzuwenden. Wichtig ist hierbei die Mobilität des Einzelnen und wie viel sich die Praktikantin/der Praktikant selbst zutraut.

Hier kommt es allein darauf an, wieviel sich die Praktikantin zutraut. Wie weit ist die Praxis/das Krankenhaus entfernt? Wie lange könnte die Untersuchung dauern? Wie mobil ist der zu begleitende Mensch und in welchem Zustand befindet er sich?

Alamy Stock Photo (RMB), Abingdon/Oxfordshire: Naturfoto-Online 39.2.
Colourbox.com, Odense: 37.1.
fotolia.com, New York: Benjamin Herzog 42.3; Dan Race 61.2; emuck 41.4; fotoknips 39.1; Gregor, Adam 61.1; kebox 58.3, 60.4; M. Schuppich 42.1; Olga Kovalenko 60.1; palomita0306 40.3; Schafer, Rudolf 41.2; sofia30 40.1.
iStockphoto.com, Calgary: deepblue4you 60.2; tirc83 41.3.
Mall, Karin, Berlin: 72.1.
OKAPIA KG - Michael Grzimek & Co., Frankfurt/M.: Ernst Schacke/Naturbild 38.2; Hapo 39.3; Harald Lange 38.1; imagebroker/Ulrich Niehoff 42.4.
PantherMedia GmbH (panthermedia.net), München: Walter, Ingrid 42.2.
Rademacher-Ponten, Christina, Münster: 41.5.
Science Photo Library, München: SPL/CNRI 58.2.
Shutterstock.com, New York: sturti Titel.
Simper, Manfred, Wennigsen: 37.2, 41.1.
stock.adobe.com, Dublin: Kawee Titel; Kunstzeug 58.1; Raths, Alexander 60.3; schuemann, hans 38.3.
TopicMedia Service, Mehring-Öd: Glaser 37.3; Roger Wilmshurst 40.2.
Vanselow, Holger, Stuttgart: 59.1.